主　編◎錢超塵　楊東方
副主編◎楊明明　張　勛

日森立之輯復本《神農本草經》
清光緒王闓運輯復本《神農本草經》
清光緒姜國伊輯復本《神農本草經》
清光緒王仁俊輯復本《神農本草經》
民國劉復輯復本《神農古本草經》

《神農本草經》版本通鑒

第三冊

北京科學技術出版社

圖書在版編目（CIP）數據

《神農本草經》版本通鑒. 第三册 / 錢超塵，楊東方主編. — 北京：北京科學技術出版社，2025.

ISBN 978-7-5714-4361-0

Ⅰ. R281.2

中國國家版本館CIP數據核字第2025FD4559號

策劃編輯：侍　偉　吴　丹

責任編輯：劉　雪　吴　丹

責任校對：賈　榮

責任印製：李　茗

出 版 人：曾慶宇

出版發行：北京科學技術出版社

社　　址：北京西直門南大街16號

郵政編碼：100035

電　　話：0086-10-66135495（總編室）　0086-10-66113227（發行部）

網　　址：www.bkydw.cn

印　　刷：北京建宏印刷有限公司

開　　本：787 mm × 1092 mm　1/16

字　　數：120千字

印　　張：35.25

版　　次：2025年6月第1版

印　　次：2025年6月第1次印刷

ISBN 978-7-5714-4361-0

定　　價：**398.00元**

《〈神農本草經〉版本通鑒》編纂委員會

主　　編　錢超塵　楊東方

副主編　楊明明　張　勛

編　　委　楊興亮　錢沛涵　付　鵬　莊文元　蘇星菲　王翠翠　陳一凡　王瑞澤

韓宇昌　周寧軼　明　揚

前言

《神農本草經》，又名《神農本草》《本草經》。該書熔鑄了漢以前歷代醫藥學家的勞動成果，東漢時彙編成書，是最早的藥物學著作，一向被視爲醫學經典之一。惜早已散佚。學術界普遍認爲，最早輯佚此書的是南宋王炎（一一三七—一二一八）。惜其輯本已不存，只有《本草正經序》傳世，全文如下：

《本草》舊三卷，藥三百六十有五種。梁陶弘景附《名醫别録》，亦三百六十有五種，分七卷。唐顯慶中，蘇恭增百十有四種。國朝開寶中，盧多遜重定，增百三十有二種。嘉祐中掌禹錫補注，附以新補八十有二種，新定十有七種，合一千七十有六種，分爲二十有一卷。新舊混并，經之本文遂晦。今摭舊輯爲三卷，序之曰：

衣有蔽膝，樽有玄酒，樂有土鼓、葦籥存古也。存古者何？不忘初也。世莫古于上古，人莫聖于三皇。伏羲有《易》，神農有《本草》，黄帝有《素問》等書，醫在後世爲方技，古則聖人濟天下之仁術也。古書竹簡火于秦，《易》以卜筮存，《本草》《素問》以方技存，其天乎！西漢去古未遠，班固《藝文志》序醫四種，三十有六家，獨弃《本草》不録。淮南王安曰：神農嘗百草滋味，一日遇七十毒，醫方始興。樓緩少誦醫經本草方，衍數十萬言。平帝元始五年，舉天下通醫術者，吏爲駕軺傳，遣詣京師。時重本草如此，固不可録，何也？梁《七録》始載《神農本草》三卷。或者謂初未著文字，師學相傳，謂之本草，頗疑其不然。今考其書，論藥性温涼、味甘苦多异，殆古人所附益，非本文。

古之人能謹起居，薄滋味，寡嗜欲，故受病少。醫又神聖，則用藥三百六十五種有餘矣。後之人不能攝生，風、濕、寒、暑侵其肌膚，勞苦無極，弊其筋骨，飲啖無度，傷其腸胃，嗜欲無已，竭其精髓，故受病多。醫又工非和、緩，巧非扁鵲、倉公，故用藥一千七十有六種，而猶若不足。是以删取本文三篇以存古，又以儆庸醫。和、緩已遠，扁、倉不生，藥視古三倍，庸醫借此射利。幸而中，攘臂有矜色。不中，病者死。醫蓋自如，與操刃殺人者相去幾何？噫！（《雙溪文集》卷九，舒大剛主編《宋集珍本叢刊》第六十三册，綫裝書局，二〇〇四年版，第一二三—一二四頁）

王炎在序中主要闡述了輯佚的原因，至于輯佚的方法、使用的材料等都未涉及，這是十分遺憾的。

現存最早的輯本爲明盧復的輯本。到了清代，輯本更多，現存的有康熙二十六年（一六八七）過孟起輯本（殘）、嘉慶四年（一七九九）二孫（孫星衍、孫馮翼）合輯本、道光二十四年（一八四四）顧觀光輯本、道咸年間黄奭輯本、光緒十年（一八八四）王闓運輯本、光緒十八年（一八九二）姜國伊輯本、光緒二十年（一八九四）王仁俊輯本等。同時，日本也産生了很多輯本，現存的有日本寬政八年（一七九六）丹波元簡輯本、日本文政七年（一八二四）狩谷望之輯本、日本嘉永七年（一八五四）森立之輯本等。由于輯者的認識不同，各種輯本在卷帙、内容等方面存在一定的差异。爲了更好地呈現《神農本草經》的面貌，在錢超塵先生的帶領下，我們對民國及以前的重要版本加以彙編、影印，并附以提要。

楊東方

目録

日森立之輯復本《神農本草經》

楊東方

提要

森立之（一八〇七—一八八五），字立夫，號枳園，通稱養真，後稱養竹，爲『蘭門五哲』之一。十五歲時繼承家督，任福山藩醫員，曾失去俸禄落魄流浪十餘年，後恢復醫職，擔任江户醫學館講師，校勘整理大量醫書，著有《本草經考注》《素問考注》等著作上百部，是日本漢方醫學的集大成者。［森立之生平見王少麗、蘇穎《日本漢方醫學的集大成者——森立之》，《醫古文知識》，二〇〇二年第四期；郭秀梅《江户考證醫學初考——森立之的生平和著作》，（中國臺北）《新史學》，二〇〇三年，第十四卷第四期］其子森約之（一八三五—一八七一）得其學。

對于重輯《神農本草經》，森立之在卷帙、藥目次序、體例及經文來源等方面都有自己的思考，具體見《重輯神農本草經序》，從而也形成了自己輯本的特色。

在卷帙方面，森立之本全書共分爲四卷：序録一卷，上品藥一卷，中品藥一卷，下品藥一卷。這跟盧復、二孫等的三卷本不同。

在藥目次序方面，森立之本的每卷各藥次序據《真本千金方》及《醫心方》所載七情條例排列，如無七情藥，則依見存舊抄《新修本草》次序補之，《新修本草》所缺又依《本草和名》足之。這跟大部分輯本要麽依據《證類本草》藥物目次排列，要麽依據《本草綱目》卷二所載《神農本草經目録》排列有很大不同。

在體例方面，森立之本的每條體例一依《太平御覽》，藥名下直列一名，次舉氣味，次記出處，次録主治。這跟大部分輯本按《證類本草》白字的書寫格式不同，但在記出處方面，森立之本則跟孫星衍、孫馮翼本相同。

在經文來源方面，跟大部分輯本一致，森立之本的經文也是依據《證類本草》。只不過森立之考慮到《大觀證類本草》和《證類本草》在『白黑分書』上互有出入，各類古籍所引，异同不少，于是『一一校勘，作考异，以附于後』。

森立之自幼就喜歡本草學，日夜研究，殆三十年後纔開始《神農本草經》的輯復工作，因其所輯復的《神農本草經》參考了日本所藏的獨有資料，價值較高，故得到了學術界的普遍贊譽。楊守敬《日本訪書志》云：『據其自序及考异，引證之博，决擇之精，遠出孫、顧二本上。』羅振玉《大雲書庫藏書題識》云：『《神農本草經》向無善本，近來傳本以孫伯淵、顧尚之兩先生輯本爲最善。然據宋以來諸家之書輯録，尚未能復原書之舊觀。此本爲日本醫員森立之所輯……今以校孫、顧二家之書，誠較精密，其自序所言不虚也。』（羅振玉著；羅繼祖主編《羅振玉學術論著集·第七集》，上海古籍出版社，二〇一〇年版，第三百零五頁）葉德輝《郎園讀書志》云：『前自序，考證本書卷數分合次第，引證博而且精。後附考异，取校群書，多吾國未有佚書古本，非獨孫輯無此謹嚴，即顧輯亦無此精確。顧序謂「天之未喪斯文」，惟此足以當之矣。』《續修四庫全書總目提要》云：『是書專重考定《本經》卷次類例，是正文字，校勘之功最密。』范行準云：『孫、顧所輯本草，于諸家類書既未儘量甄采，而于佚在日本醫書，如《新修本草》殘卷等，孫、顧諸人又無緣得見，則孫、顧諸家輯本，不得不說美猶有憾了……此因由于森氏憑藉他本國佚存的許多中國所没有的經典著作，也由于他用力精勤，遠過孫、顧諸家之故。

有鑒于此，范行準于一九五五年將此本影印，并由群聯出版社出版。

當然，森立之本也存在問題。楊守敬在《日本訪書志》指出：『唯所録上品一百二十五種，中品一百一十四種，下品一百一十八種，蓋不信李時珍《綱目》所載目録。而別據《千金方》《醫心方》《新修本草》《和名本草》等書，以爲根源之古，然顯與《本經》三百六十五種之數不合，森氏亦不言其所以然又孫氏所輯藥對佐使之類，固爲龐雜，而所輯佚文十二條。（顧氏又多四條，森氏未見，當是序例中語，森氏概不之采，恐亦未必隱居之舊也。）』應當說，楊守敬的質疑是有一定道理的。《續修四庫全書總目提要》云：『宜都楊守敬有手校是書，謂所據古籍如《醫心方》《頓醫抄》《本草和名》等書，間有俗字、訛字，立之概用以校《本經》，猶嫌其未盡審慎，亦足爲諍義之一端也。』但正如羅振玉所云，森立之本『雖不敢遽云能復原書之舊，然在今日，殆推第一善本矣』。（羅振玉著；羅繼祖主編《羅振玉學術論著集·第七集》，第三百零五頁）應無疑義。

森立之很重視自己所輯本，親自校刊出版，牌記：『嘉永甲寅重輯開雕/神農本草經/森氏温知藥室藏梓』。嘉永甲寅就是嘉永七年，即一八五四年。本書據此本影印。

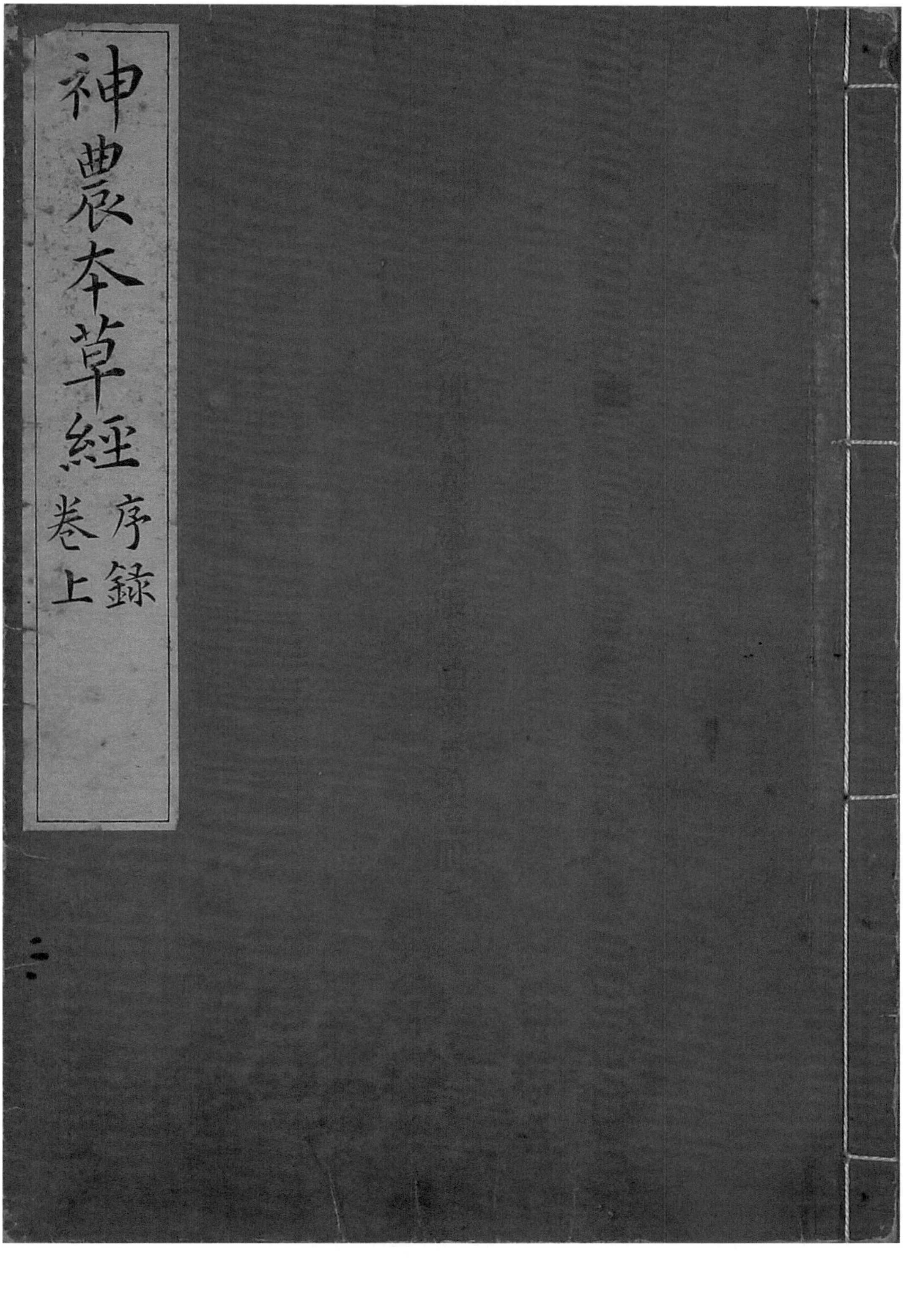
神農本草經
序錄
卷上

嘉永甲寅重輯開彫

神農本草經

森氏温知藥室藏梓

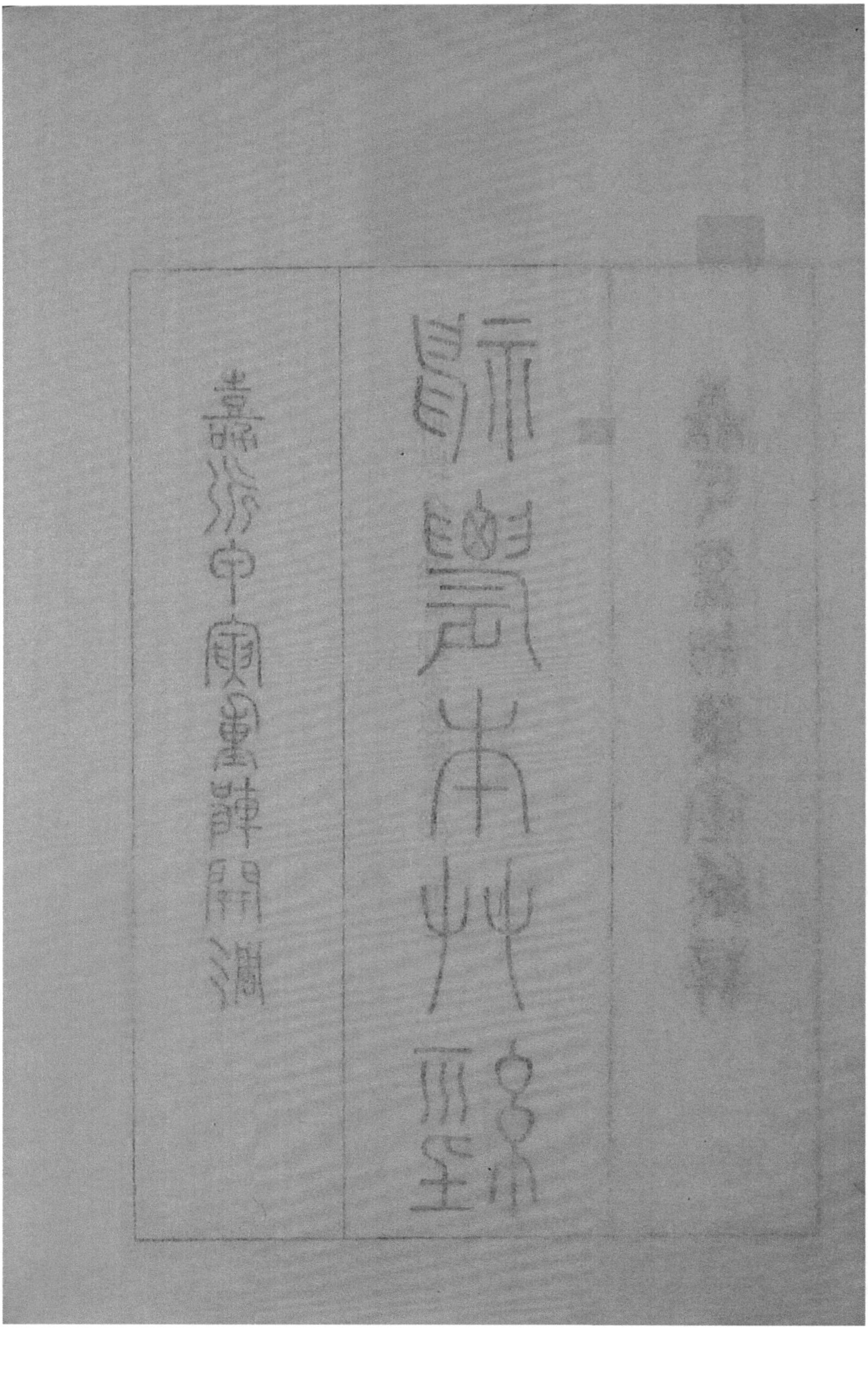
神農本艸經

神農本草經序

醫經從來。鮮有古本。至本草經而極矣。蓋素靈難經。及仲景書。俱有宋人所校。如本草經。則自陶隱居爲之集注。而蘇長史續有新修之撰。爾後轉輾附益。非一。而舊經之文。竟併合于諸家書中。無復專本之能傳于後矣。赭鞭之事。邈乎遠矣。要是往聖識識相因之遺言。則後之講藥性之理者。捨此將何從焉。但其轉輾附益之非一。朱墨之相錯。文字譌脫。亦復在所不免。此豈可聽其沿革而不知所以攷訂之也耶。明盧不遠有見於斯。摘錄爲編。以收入于醫種子中。然不遠本無學識。徒採之

李氏綱目紕繆百出何有於古本乎嘉慶中孫伯淵及
鳳卿有輯校本頗稱精善然其叙次猶據李氏而其名
目亦或私意更改且以序例退置編末附以藥對諸藥
佐使如此之類均不免杜撰顧彼土唐以上舊帙之存
者不似
皇國之多文獻無徵仍所以有此陋也歟福山醫員森
立夫才敏力學枕藉此經蓋亦有年近日徵之唐以上
舊帙恍然悟古本之叙次因又推而是正朱墨混淆者
參互審勘務復隱居所覩之舊錄成清本刊印傳布之
蓋本草經舊本面目於是乎始顯白于世使後之講藥

性者。人人得津逮于此。則立夫之功。不亦偉歟。立夫叟
著本草經攷注若干卷。攷證極密。余將慫慂其成。以俾
與此本倂行云。嘉永七年歲在閼逢攝提格五月壬子
江戸侍醫尚藥兼醫學教諭丹波元堅撰

神農本草經 序

十

重輯神農本草經序

夫醫之有本草。猶學者之有說文也。藥性之有良毒。猶篆文之有六書也。未有不辨藥性而能爲醫者。亦未有不知篆文而能爲字者也。余從幼注意於本草學。日夜研究。殆卅年矣。每歎近世以本草爲家者。大抵奉李氏綱目。以爲圭臬。不知古本草之爲何物。則其弊有不可勝道者焉。余嘗竊欲復古本草之舊。仍取證類本草讀之。而始知綱目之杜撰妄改不足據矣。再校以新修本草。而又知證類之已經宋人删改不足信也。更以眞本千金方。及皇國醫心方。太平御覽所引校之。而知蘇敬時校改亦復不少也。於是反覆校讎。而後白黑二文始得復陶氏之舊。白黑二文得復陶氏之舊。而後神農之經可因以窺其全豹焉。遂就中採摭白字。輯爲四卷。致經名以本草者。蓋謂藥物以草爲本。故說文解字云。藥治病艸也。呂氏春秋孟夏紀云。是月也。聚蓄百藥。高誘注。是月陽氣極。百草成。故聚積也。百藥既是爲百草所成。則可見藥物以草爲本也明矣。其玉石鳥獸蟲魚屬亦謂之藥。則六書轉注之義。本經計藥品每偁幾種亦與此一例。本草釋云。藥之衆者。莫過於草。故舉多者言之本草。惟宗

神農本草經　序　三

時俊醫家千字文引韓保昇云。按藥有玉石草木蟲獸。而直云本草者。爲諸藥中草類最衆也。證類本草引此說是也。其冠以神農二字者。猶內經冠以黃帝二字。未始出神農氏也。陶氏本草經序云。軒轅以前。文字未傳。如六爻指垂畫像。稼穡卽事成迹。至於藥性所主。當識識相因。不爾者。何由得聞。至桐雷迺著在於篇簡。此書應與素問同類。但後人多更修飭之爾。掌禹錫等云。蓋上世未著文字。師學相傳。謂之本草。兩漢以來。名醫益多。張機華佗輩。始因古學。附以新說。通爲編述。本草繇是見於經錄。此說是也。案帝王世紀云、炎帝神農氏、嘗味草木、宜藥療疾、救夭傷之命、百姓日用而不知、著本草四卷、自此言始出。學者習見。以爲本草神農所作。而或疑以禹餘粮胡麻。爲後人所增。殊不知雖白字經文未詳成于何時。然以黑字已出吳普李當之輩推之。則其迢出於西漢以前可尋也。則其有禹餘粮胡麻。乃與靈樞有十二水名同例。復奚疑乎。其書漢志不著錄。唯平帝紀郊祀志及樓護傳。並有本草之目。蓋本草漢時方術之士專修之所以漢書每連言方術本草也。其謂上古無爲莫有疾病。縱有微恙。不至沈固。故云上藥養命。中藥養性。下藥治病。是固神農家古義。孫眞人云。古者日長。藥在土下。自養經久。氣味眞實。百姓少欲。稟氣忠信。感病輕微。易爲醫療。此之謂也。其上中二品中多有輕身延年之語者。蓋謂此諸藥。便爲益氣通脈之物。多服之則耳目聰明。

九竅通暢。久服乃至輕身延年也。」如古本草分類次序。以玉石爲第一。次之以草木。次之以蟲獸。次之以果菜。次之以米食。凡藥以遠於常食者爲尊。故置之最初。以人常食者爲界。故置之最後。其尊界等級。乃與素問上古天眞論所偁眞人至人聖人賢人次第正同。醫心方引養生要集云。鄒悟（千金載此文。悟作愔。）論服藥云。夫欲服食。當尋性理所宜。審冷熱之適。不可見彼得力。我便服之。初御藥。先草次木。次石。將藥之大較。所謂精麤相代。階麤以至精者也。可以證矣。」其卷數。隋志有神農本草經三卷。（舊新唐志並同）又有神農本草四卷。雷公集注。本草經四卷

神農本草經　序　三

蔡英撰本草鈔四卷。帝王世紀云。炎帝神農氏。著本草四卷。抱朴子亦引神農四經。陶氏序云。今之所存有此四卷。是其本經。而嘉祐本草掌禹錫云。唐本亦作四卷韓保昇亦云。神農本草上中下幷序錄。合四卷。然則陶氏以前本經正文。必是四卷。據上藥本上經。中藥本中經。下藥本下經之文。則三品三卷。幷序錄爲四卷。宜如保昇所言也。而掌禹錫乃云。四字當作三。傳寫之誤也。何則按梁七錄云。神農本草三卷。又據今本經陶序後朱書云。本草經卷上卷中卷下。卷上注云。序藥性之源本。論病名之形診。卷中云。玉石草木三品。卷下云。蟲獸果菜米食三品。即不云三卷外別有序錄。明知韓保昇所云。又據誤本。妄生曲說。今當從三卷爲正。此說非是。何以知然。陶序後有云。右三卷其中下二卷。藥合七百三十種。據此則知陶所云三卷者。即唐宋諸類書等所引本草經朱墨混雜者。而梁錄隋志所偁神農本草經三卷。蓋斥是也。若陶氏以前本。則必是四卷。非三卷也。而綱目序例。載本草經上藥百廿品中藥百廿品下藥百廿五品目錄。明盧復醫種子本依之。妄意條析。以充本經三卷之數。則潛妄不足據矣。清孫星衍所輯神農本經三卷。攷證頗精。然其體式。一依證類。此亦未足據也。今復古體。以序錄爲一卷。上藥爲一卷。中藥爲一卷。下藥爲一卷。凡四卷。至於每卷各藥次序。更不可問。但證類陶序後。引唐本注云。豈使草木同品。蟲獸共條。披覽既難。圖繪非易。據此則知蘇敬以前陶氏七卷本。必是草木同品蟲獸共條矣。今據眞本千金方及醫心方所載七情條例。以草木混同。蟲獸合併。如其無七情藥。則依見存舊鈔新修本草次序以補之。新修所缺則又依本草和名以足之。本草和名部分。及藥名次序。本之新修本草。故今復依之。每條體例。一依太平御覽藥名下直列一名。證類本草黑字。鸕鷀屎。一名蜀水花。新修本草同。此特與御覽合。據此則今本以一名置條末者。係蘇敬所改。此條偶未歷校改。足觀舊本面目也。次舉氣味。乾漆及白頭翁條。氣味下有無毒二白字。御覽白頭翁下。亦有此二字。因攷每條無毒有毒等語。元是白字。今此二條。白字無毒。黑字有毒。僅存古色。且御覽及嘉祐。往往引吳氏載神農無毒等語。則無毒有毒等字。蓋本經既有之。別錄亦有。陶朱墨雜書時。其相同者。皆從墨字例。但此二條。本經無毒。別錄有毒。故不得不朱墨兩書。開寶重定時。依此亦白黑兩書也。可知御覽撰修時。此二字已朱書也。然御覽無毒有毒等字。或有或無。殆不一定。今不得悉依此以補訂。姑錄俟攷。次記出處。御覽氣味下。每有生山谷等語。必是朱書原文。主治末。亦有生太山等字。必是墨書原文。蘇敬新修時。一變此體。直於主治下。記生太山山谷等語。開寶以後。全仿此體。古色不可見。今依御覽。補生山谷等字。陶氏以前之舊面。蓋如此矣。但朱書原文。或有已經後人羼入者。爾雅釋文引本草云。苦菜生益州川谷。名醫別錄云。生山陵道旁。是似益州二字本經朱字。已有之。而顏氏家訓云。本草神農所述。而有豫章朱崖等郡縣名。皆由後人所羼。非本文也。然則陸氏所見七卷本草。已爲羼入本。未必昉于蘇敬時也。次錄主治。今本白字中。亦似間有錯入黑字者、滑石車前子石韋瞿麥髮髲燕矢班苗貝子冬葵子條、並有癃字。石膽石龍芻石龍子桑螵蛸馬刀條、並有淋字。石蠶條、癃淋並偁之類。是也。今不可分別。以備後日參攷耳。經文一從證類本草。是爲開寶以來摹刻所傳。尤可據也。其白黑分書。大觀
政和二本。互有出入。及
皇國所傳各種古籍。唐宋諸類書所引。異同不尠。亦皆
一一校勘。別作攷異。以附于後。但恐寡聞淺見。不免遺
漏。以俟識者補訂耳。嘉永七年甲寅正月。福山森立之
書於員山溫知藥室中

本草經序錄

上藥一百二十種爲君主養命以應天無毒多服久服不傷人欲輕身益氣不老延年者本上經

中藥一百二十種爲臣主養性以應人無毒有毒斟酌其宜欲遏病補虛羸者本中經

下藥一百二十五種爲佐使主治病以應地多毒不可久服欲除寒熱邪氣破積聚愈疾者本下經

藥有君臣佐使以相宣攝合和宜用一君二臣五佐又可一君三臣九佐

藥有陰陽配合子母兄弟根莖華實草石骨肉有單行

者。有相須者。有相使者。有相畏者。有相惡者。有相反者。有相殺者。凡此七情。合和視之。當用相須相使者良。勿用相惡相反者。若有毒宜制。可用相畏相殺者。不爾勿合用也。

藥有酸鹹甘苦辛五味。又有寒熱温涼四氣。及有毒無毒。陰乾暴乾。採治時月。生熟。土地所出。眞僞陳新。並各有法。

藥有宜丸者。宜散者。宜水煮者。宜酒漬者。宜膏煎者。亦有一物兼宜者。亦有不可入湯酒者。並隨藥性。不得違越。

欲治病。先察其源。候其病機。五藏未虛。六府未竭。血脈未亂。精神未散。服藥必活。若病已成。可得半愈。病勢已過。命將難全。

若用毒藥療病。先起如黍粟。病去即止。不去倍之。不去十之。取去爲度。

治寒以熱藥。治熱以寒藥。飲食不消以吐下藥。鬼注蠱毒以毒藥。癰腫瘡瘤以瘡藥。風溼以風溼藥。各隨其所宜。

病在胷膈以上者。先食後服藥。病在心腹以下者。先服藥而後食。病在四肢血脈者。宜空腹而在旦。病在骨髓

者宜飽滿而在夜

夫大病之主有中風傷寒寒熱溫瘧中惡霍亂大腹水腫腸澼下利大小便不通賁豚上氣欬逆嘔吐黃疸消渴留飲澼食堅積癥瘕驚邪癲癇鬼注喉痹齒痛耳聾目盲金創踒折癰腫惡瘡痔瘻癭瘤男子五勞七傷虛乏羸瘦女子帶下崩中血閉陰蝕蟲蛇蠱毒所傷此大略宗兆其間變動枝葉各宜依端緒以取之

本草經序錄

本草經卷上

玉泉　丹沙　水銀　空青
曾青　白青　扁青　石膽
雲母　朴消　消石　樊石
滑石　紫石英　白石英　五色石脂
大一禹餘粮　禹餘粮　青芝
赤芝　黃芝　白芝　黑芝
紫芝　赤箭　伏苓　松脂
柏實　箘桂　牡桂　天門冬
麥門冬　朮　女萎　乾地黃

昌蒲　遠志　澤舄　署豫
菊華　甘草　人參　石斛
石龍芮　石龍蒭　落石　王不留行
藍實　景天　龍膽　牛膝
杜仲　乾漆　卷柏　細辛
獨活　升麻　茈胡　房葵
著實　酸棗　槐實　枸杞
橘柚　奄閭子　薏苡子　車前子
蛇牀子　茵陳蒿　漏蘆　兔絲子
白莫　白蒿　肉縱容　地膚子

析蓂子　茺蔚子　木香　蒺藜子
天名精　蒲黃　香蒲　蘭草
雲實　徐長卿　茜根　營實
旋華　白兔藿　青蘘　蔓荊實
秦椒·　女貞實　桑上寄生　蕤核
辛夷　木蘭　榆皮　龍骨
牛黃　麝香　髮髲　熊脂
石蜜　蠟蜜　蜂子　白膠
阿膠　丹雄雞　鴈肪　牡蠣
鯉魚膽　蠡魚　蒲陶　蓬蘽

大棗　藕實　雞頭實　白瓜子

瓜蔕　冬葵子　莧實　苦菜

胡麻　麻蕡

玉泉。一名玉札。味甘平。生山谷。治五藏百病。柔筋強骨。安魂魄。長肌肉。益氣。久服耐寒暑。不飢渴。不老神仙。人臨死服五斤。死三年色不變。

丹沙。味甘微寒。生山谷。治身體五藏百病。養精神。安魂魄益氣明目。殺精魅邪惡氣。久服通神明不老。能化爲汞。

水銀。味辛寒。生平土。治疥瘙痂瘍白秃。殺皮膚中蟲蝨。

墮胎。除熱。殺金銀銅錫毒。鎔化還復爲丹。久服神仙不死。

空青味甘寒。生山谷。治青盲耳聾。明目。利九竅。通血脈。養精神。久服輕身延年不老。能化銅鐵鉛錫作金。

曾青味酸小寒。生山谷。治目痛止淚出。風痹。利關節。通九竅。破癥堅積聚。久服輕身不老。能化金銅。

白青味甘平。生山谷。明目利九竅耳聾。心下邪氣。令人吐。殺諸毒三蟲。久服通神明。輕身延年不老。

扁青味甘平。生山谷。治目痛明目。折跌癰腫。金創不瘳。破積聚。解毒氣。利精神。久服輕身不老。

石膽。一名畢石。味酸寒。生山谷。明目。目痛。金創。諸癇痓。女子陰蝕痛。石淋寒熱。崩中下血。諸邪毒氣。令人有子。鍊餌服之不老。久服增壽神仙。能化鐵爲銅。成金銀。

雲母。一名雲珠。一名雲華。一名雲英。一名雲液。一名雲沙。一名磷石。味甘平。生山谷。治身皮死肌。中風寒熱。如在車船上。除邪氣。安五藏。益子精。明目。久服輕身延年。

朴消。味苦寒。生山谷。治百病。除寒熱邪氣。逐六府積聚。結固留癖。能化七十二種石。鍊餌服之。輕身神仙。

消石。一名芒消。味苦寒。生山谷。治五藏積熱。胃脹閉。滌去蓄結飲食。推陳致新。除邪氣。鍊之如膏。久服輕身。

礬石一名羽涅味酸寒生山谷治寒熱泄利白沃陰蝕惡瘡目痛堅骨齒鍊餌服之輕身不老增年

滑石味甘寒生山谷治身熱泄澼女子乳難癃閉利小便蕩胃中積聚寒熱益精氣久服輕身耐飢長年

紫石英味甘温生山谷治心腹欬逆邪氣補不足女子風寒在子宮絶孕十年無子久服温中輕身延年

白石英味甘微温生山谷治消渴陰痿不足欬逆胷膈間久寒益氣除風溼痹久服輕身長年

青石赤石黃石白石黑石脂等味甘平生山谷治黃疸泄利腸澼膿血陰蝕下血赤白邪氣癰腫疽痔惡瘡頭

瘍疥瘙久服補髓益氣肥健不飢輕身延年五石脂各
隨五色補五藏
大一禹餘粮一名石腦味甘平生山谷治欬逆上氣癥
瘕血閉漏下除邪氣久服耐寒暑不飢輕身飛行千里
神仙
禹餘粮味甘寒生池澤治欬逆寒熱煩滿下利赤白血
閉癥瘕大熱鍊餌服之不飢輕身延年
青芝一名龍芝味酸平生山谷明目補肝氣安精魂仁
恕久食輕身不老延年神仙
赤芝一名丹芝味苦平生山谷治胷中結益心氣補中

增智慧不忘久食輕身不老延年神仙

黃芝一名金芝味甘平生山谷治心腹五邪益脾氣安神忠信和樂久食輕身不老延年神仙

白芝一名玉芝味辛平生山谷治欬逆上氣益肺氣通利口鼻強志意勇悍安魄久食輕身不老延年神仙

黑芝一名玄芝味鹹平生山谷治癃利水道益腎氣通九竅聰察久食輕身不老延年神仙

紫芝一名木芝味甘温生山谷治耳聾利關節保神益精氣堅筋骨好顏色久服輕身不老延年神仙

赤箭一名離母一名鬼督郵味辛温生川谷殺鬼精物

治蠱毒惡氣。久服益氣力。長陰肥健。輕身增年。
伏苓。一名伏菟。味甘平。生山谷。治胷脇逆氣。憂恚驚邪恐悸。心下結痛。寒熱煩滿欬逆。止口焦舌乾。利小便。久服安魂魄。養神。不飢延年。
松脂。一名松膏。一名松肪。味苦温。生山谷。治癰疽惡瘡。頭瘍白禿。疥瘙風氣。安五藏。除熱。久服輕身不老延年。
柏實。味甘平。生山谷。治驚悸。安五藏。益氣。除風溼痹。久服令人潤澤美色。耳目聰明。不飢不老。輕身延年。
箘桂。味辛温。生山谷。治百疾。養精神。和顔色。爲諸藥先娉通使。久服輕身不老。面生光華。媚好常如童子。

牡桂味辛温生山谷治上氣欬逆結氣喉痹吐吸利關
節補中益氣久服通神輕身不老
天門冬一名顛勒味苦平生山谷治諸暴風溼偏痹強
骨髓殺三蟲去伏尸久服輕身益氣延年
麥門冬味甘平生川谷治心腹結氣傷中傷飽胃絡脈
絕羸瘦短氣久服輕身不老不飢
朮一名山薊味苦温生山谷治風寒溼痹死肌痙疸止
汗除熱消食作煎餌久服輕身延年不飢
女萎味甘平生川谷治中風暴熱不能動搖跌筋結肉
諸不足去面黑皯好顏色潤澤久服輕身不老

乾地黃。一名地髓。味甘寒。生川澤。治折跌絕筋。傷中。逐血痹。填骨髓。長肌肉。作湯。除寒熱積聚。除痹。生者尤良。久服輕身不老。

昌蒲。一名昌陽。味辛溫。生池澤。治風寒溼痹。欬逆上氣。開心孔。補五藏。通九竅。明耳目。出音聲。久服輕身。不忘不迷惑延年。

遠志。一名棘菀。一名要繞。一名細草。味苦溫。生川谷。治欬逆傷中。補不足。除邪氣。利九竅。益智慧。耳目聰明。不忘強志。倍力。久服輕身不老。葉名小草。

澤舄。一名水舄。一名芒芋。一名鵠瀉。味甘寒。生池澤。治

風寒溼痹乳難消水養五藏益氣力肥健久服耳目聰明不飢延年輕身面生光能行水上

署豫一名山芋味甘温生山谷治傷中補虛羸除寒熱邪氣補中益氣力長肌肉久服耳目聰明輕身不飢延年

菊華一名節華味苦平生川澤治風頭頭眩腫痛目欲脫淚出皮膚死肌惡風溼痹久服利血氣輕身耐老延年

甘草味甘平生川谷治五藏六府寒熱邪氣堅筋骨長肌肉倍力金創尰解毒久服輕身延年

人參一名人銜一名鬼蓋味甘微寒生山谷補五藏安精神定魂魄止驚悸除邪氣明目開心益智久服輕身延年

石斛一名林蘭味甘平生山谷治傷中除痹下氣補五藏虛勞羸瘦強陰久服厚腸胃輕身延年

石龍芮一名魯果能一名地椹味苦平生川澤治風寒溼痹心腹邪氣利關節止煩滿久服輕身明目不老

石龍蒭一名龍須一名續斷味苦微寒生山谷治心腹邪氣小便不利淋閉風溼鬼注惡毒久服補虛羸輕身耳目聰明延年

落石。一名石鮁。味苦溫。生川谷。治風熱死肌。癰傷。口乾舌焦。癰腫不消。喉舌腫。水漿不下。久服輕身明目。潤澤好顏色。不老延年。

王不留行。味苦平。生山谷。治金創。止血逐痛。出刺。除風痹內寒。久服輕身耐老增壽。

藍實。味苦寒。生平澤。解諸毒。殺蠱蚑注鬼。螫毒。久服頭不白輕身。

景天。一名戒火。一名慎火。味苦平。生川谷。治大熱火瘡。身熱煩。邪惡氣。華。治女人漏下赤白。輕身明目。

龍膽。一名陵游。味苦寒。生山谷。治骨閒寒熱。驚癇邪氣。

續絕傷定五藏殺蠱毒久服益智不忘輕身耐老

牛膝一名百倍味苦平生川谷治寒溼痿痹四肢拘攣膝痛不可屈伸逐血氣傷熱火爛墮胎久服輕身耐老

杜仲一名思仙味辛平生山谷治腰脊痛補中益精氣堅筋骨強志除陰下痒溼小便餘瀝久服輕身耐老

乾漆味辛溫無毒生川谷治絕傷補中續筋骨塡髓腦安五藏五緩六急風寒溼痹生漆去長蟲久服輕身耐老

卷柏一名萬歲味辛溫生山谷治五藏邪氣女子陰中寒熱痛癥瘕血閉絕子久服輕身和顏色

細辛。一名小辛。味辛溫。生山谷。治欬逆。頭痛腦動。百節拘攣。風溼痹痛死肌。明目。利九竅。久服輕身長年。

獨活。一名羌活。一名羌青。一名護羌使者。味苦平。生川谷。治風寒所擊。金創。止痛。賁豚。癇痓。女子疝瘕。久服輕身耐老。

升麻。一名周麻。味甘平。生山谷。解百毒。殺百精老物殃鬼。辟溫疫鄣邪蠱毒。久服不夭。輕身長年。

茈胡。一名地熏。味苦平。生川谷。治心腹腸胃中結氣。飲食積聚。寒熱邪氣。推陳致新。久服輕身。明目益精。

房葵。一名黎蓋。味辛寒。生川谷。治疝瘕腸泄。膀胱熱結

溺不下欬逆溫瘧癲癇驚邪狂走久服堅骨髓益氣輕
身
蓍實味苦平生山谷治陰痿水腫益氣充肌膚明目聰
慧先知久服不飢不老輕身
酸棗味酸平生川澤治心腹寒熱邪結氣四肢酸疼溼
痹久服安五藏輕身延年
槐實味苦寒生平澤治五內邪氣熱止涎唾補絕傷五
痔火瘡婦人乳瘕子藏急痛
枸杞一名杞根一名地骨一名苟忌一名地輔味苦寒
生平澤治五內邪氣熱中消渴周痹久服堅筋骨輕身

耐老。

橘柚。一名橘皮。味辛溫。生川谷。治胷中瘕熱氣。利水穀。久服去臭。下氣。通神。

奄閭子。味苦微寒。生川谷。治五藏瘀血。腹中水氣。臚脹留熱。風寒溼痹。身體諸痛。久服輕身延年不老。

薏苡子。一名解蠡。味甘微寒。生平澤。治筋急拘攣不可屈伸。風溼痹。下氣。久服輕身益氣。其根下三蟲。

車前子。一名當道。味甘寒。生平澤。治氣癃。止痛。利水道小便。除溼痹。久服輕身耐老。

蛇牀子。一名蛇粟。一名蛇米。味苦平。生川谷。治婦人陰

中腫痛男子陰痿溼痒除痹氣利關節癲癇惡瘡久服
輕身
茵陳蒿味苦平治風溼寒熱邪氣熱結黃疸久服輕身
益氣耐老
漏蘆一名野蘭味苦寒生山谷治皮膚熱惡瘡疽痔溼
痹下乳汁久服輕身益氣耳目聰明不老延年
兔絲子一名菟蘆味辛平生山谷續絕傷補不足益氣
力肥健汁去面皯久服明目輕身延年
白莫一名穀菜味甘寒生山谷治寒熱八疸消渴補中
益氣久服輕身延年

白蒿。味甘平。生川澤。治五藏邪氣。風寒。溼痹。補中益氣。長毛髮。令黑。療心懸。少食常飢。久服輕身。耳目聰明。不老。

肉縱容。味甘微温。生山谷。治五勞七傷。補中。除莖中寒熱痛。養五藏。強陰。益精氣。多子。婦人癥瘕。久服輕身。

地膚子。一名地葵。味苦寒。生平澤。治膀胱熱。利小便。補中。益精氣。久服耳目聰明。輕身耐老。

析蓂子。一名蔑菥。一名大蕺。一名馬辛。味辛微温。生川澤。明目。目痛淚出。除痹。補五藏。益精光。久服輕身不老。

茺蔚子。一名益母。一名益明。一名大札。味辛微温。生池澤。明目益精。除水氣。久服輕身。莖治癮瘮痒。可作浴湯。

木香。味辛溫。生山谷。治邪氣。辟毒疫溫鬼。強志。治淋露。久服不夢寤魘寐。

蒺藜子。一名旁通。一名屈人。一名止行。一名豺羽。一名升推。味苦溫。生平澤。治惡血。破癥結積聚。喉痹。乳難。久服長肌肉。明目。輕身。

天名精。一名麥句薑。一名蝦蟆藍。一名豕首。味甘寒。生川澤。治瘀血血瘕欲死。下血。止血。利小便。除小蟲。去痹。除胷中結熱。止煩渴。久服輕身耐老。

蒲黃。味甘平。生池澤。治心腹膀胱寒熱。利小便。止血消瘀血。久服輕身。益氣力。延年神仙。

香蒲。一名睢。味甘平。生池澤。治五藏心下邪氣。口中爛臭。堅齒。明目聰耳。久服輕身耐老。

蘭草。一名水香。味辛平。生池澤。利水道。殺蠱毒。辟不祥。久服益氣。輕身不老。通神明。

雲實。味辛溫。生川谷。治泄利腸澼。殺蟲蠱毒。去邪惡結氣。止痛。除寒熱。華。見鬼精物。多食令人狂走。久服輕身。通神明。

徐長卿。一名鬼督郵。味辛溫。生山谷。治鬼物百精蠱毒。疫疾邪惡氣。溫瘧。久服強悍輕身。

茜根。味苦寒。生山谷。治寒。溼風痹。黃疸。補中。

營實。一名牆薇。一名牆麻。一名牛棘。味酸溫。生川谷。治癰疽惡瘡。結肉跌筋。敗瘡熱氣。陰蝕不瘳。利關節。

旋華。一名筋根華。一名金沸。味甘溫。生平澤。益氣。去面䵟黑色。媚好。其根味辛。治腹中寒熱邪氣。利小便。久服不飢輕身。

白兔藿。一名白葛。味苦平。生山谷。治蛇虺蜂蠆猘狗菜肉蠱毒鬼注。

青蘘。味甘寒。生川谷。治五藏邪氣。風寒。溼痹。益氣。補腦髓。堅筋骨。久服耳目聰明。不飢不老增壽。巨勝苗也。

蔓荊實味苦微寒生山谷治筋骨間寒熱溼痹拘攣明目堅齒利九竅去白蟲久服輕身耐老小荊實亦等

秦椒味辛温生川谷治風邪氣温中除寒痹堅齒長髮明目久服輕身好顏色耐老增年通神

女貞實味苦平生川谷補中安藏養精神除百疾久服肥健輕身不老

桑上寄生一名寄屑一名寓木一名宛童味苦平生川谷治腰痛小兒背強癰腫安胎充肌膚堅髮齒長鬚眉其實明目輕身通神

蕤核味甘温生川谷治心腹邪結氣明目目痛赤傷淚

出久服輕身益氣不飢

辛夷一名辛矧一名侯桃一名房木味辛溫生川谷治五藏身體寒風風頭腦痛面䵟久服下氣輕身明目增年耐老

木蘭一名林蘭味苦寒生山谷治身有大熱在皮膚中去面熱赤皰酒皶惡風癩疾陰下痒溼明目

榆皮一名零榆味甘平生山谷治大小便不通利水道除邪氣久服輕身不飢其實尤良

龍骨味甘平生川谷治心腹鬼注精物老魅欬逆泄利膿血女子漏下癥瘕堅結小兒熱氣驚癇龍齒治小兒

大人驚癇癲疾狂走。心下結氣。不能喘息。諸痓。殺精物。
久服輕身通神明延年。
牛黃。味苦平。生平澤。治驚癇寒熱。熱盛狂痓。除邪逐鬼。
牛角鰓。下閉血瘀血疼痛。女子帶下血。髓。補中塡骨髓。
久服增年。膽。可丸藥。
麝香。味辛溫。生川谷。辟惡氣。殺鬼精物。溫瘧蠱毒癇痓。
去三蟲。久服除邪。不夢寤魘寐。
髮髲。味苦溫。生平澤。治五癃關格不得小便。利水道。治
小兒癇大人痓。仍自還神化。
熊脂。味甘微寒。生山谷。治風痹不仁筋急。五藏腹中積

聚寒熱羸瘦頭瘍白禿面皯皰久服強志不飢輕身
石蜜一名石飴味甘平生山谷治心腹邪氣諸驚癇痓
安五藏諸不足益氣補中止痛解毒除衆病和百藥久
服強志輕身不飢不老
蠟蜜味甘微溫生山谷治下利膿血補中續絶傷金創
益氣不飢耐老
蜂子一名蜚零味甘平生山谷治風頭除蠱毒補虛羸
傷中久服令人光澤好顏色不老大黃蜂子治心腹脹
滿痛輕身益氣土蜂子治癰腫
白膠一名鹿角膠味甘平治傷中勞絶腰痛羸瘦補中

益氣婦人血閉無子止痛安胎久服輕身延年

阿膠一名傅致膠味甘平出東阿治心腹内崩勞極洒洒如瘧狀腰腹痛四肢酸疼女子下血安胎久服輕身益氣

丹雄雞味甘微温生平澤治女子崩中漏下赤白沃補虚温中止血通神殺毒辟不祥頭殺鬼肪治耳聾雞腸治遺溺胜胵裏黄皮治泄利矢白治消渴傷寒寒熱翮羽下血閉雞子除熱火瘡治癇痙可作虎魄神物雞白蠹能肥豬

鴈肪一名鶩肪味甘平生池澤治風擊拘急偏枯氣不

通利久服益氣不飢輕身耐老。

牡蠣一名蠣蛤味鹹平生池澤治傷寒寒熱温瘧洒洒驚恚怒氣除拘緩鼠瘻女子帶下赤白久服強骨節殺邪鬼延年。

鯉魚膽味苦寒生池澤治目熱赤痛青盲明目久服強悍益志氣。

蠡魚一名鮦魚味甘寒生池澤治溼痹面目浮腫下大水。

蒲陶味甘平生山谷治筋骨溼痹益氣倍力強志令人肥健耐飢忍風寒久食輕身不老延年可作酒。

蓬蘽一名覆盆味酸平生平澤安五藏益精氣長陰令堅強志倍力有子久服輕身不老

大棗味甘平生平澤治心腹邪氣安中養脾助十二經平胃氣通九竅補少氣少津身中不足大驚四肢重和百藥久服輕身長年葉覆麻黃能出汗

藕實莖一名水芝丹味甘平生池澤補中養神益氣力除百疾久服輕身耐老不飢延年

雞頭實一名鴈啄實味甘平生池澤治溼痹腰脊膝痛補中除暴疾益精氣強志耳目聰明久服輕身不飢耐老神仙

白瓜子一名水芝味甘平生平澤令人悅澤好顏色益氣不飢久服輕身耐老

瓜蔕味苦寒生平澤治大水身面四肢浮腫下水殺蠱毒欬逆上氣食諸果不消病在胷腹中皆吐下之

冬葵子味甘寒治五藏六府寒熱羸瘦五癃利小便久服堅骨長肌肉輕身延年

莧實一名馬莧味甘寒生川澤治青盲明目除邪利大小便去寒熱久服益氣力不飢輕身

苦菜一名荼草一名選味苦寒生川谷治五藏邪氣厭穀胃痹久服安心益氣聰察少臥輕身耐老

胡麻一名巨勝味甘平生川澤治傷中虛羸補五內益氣力長肌肉塡髓腦久服輕身不老葉名青蘘

麻蕡一名麻勃味辛平生川谷治七傷利五藏下血寒氣多食令人見鬼狂走久服通神明輕身麻子補中益氣久服肥健不老

本草經卷上

神農本草經 卷一 七

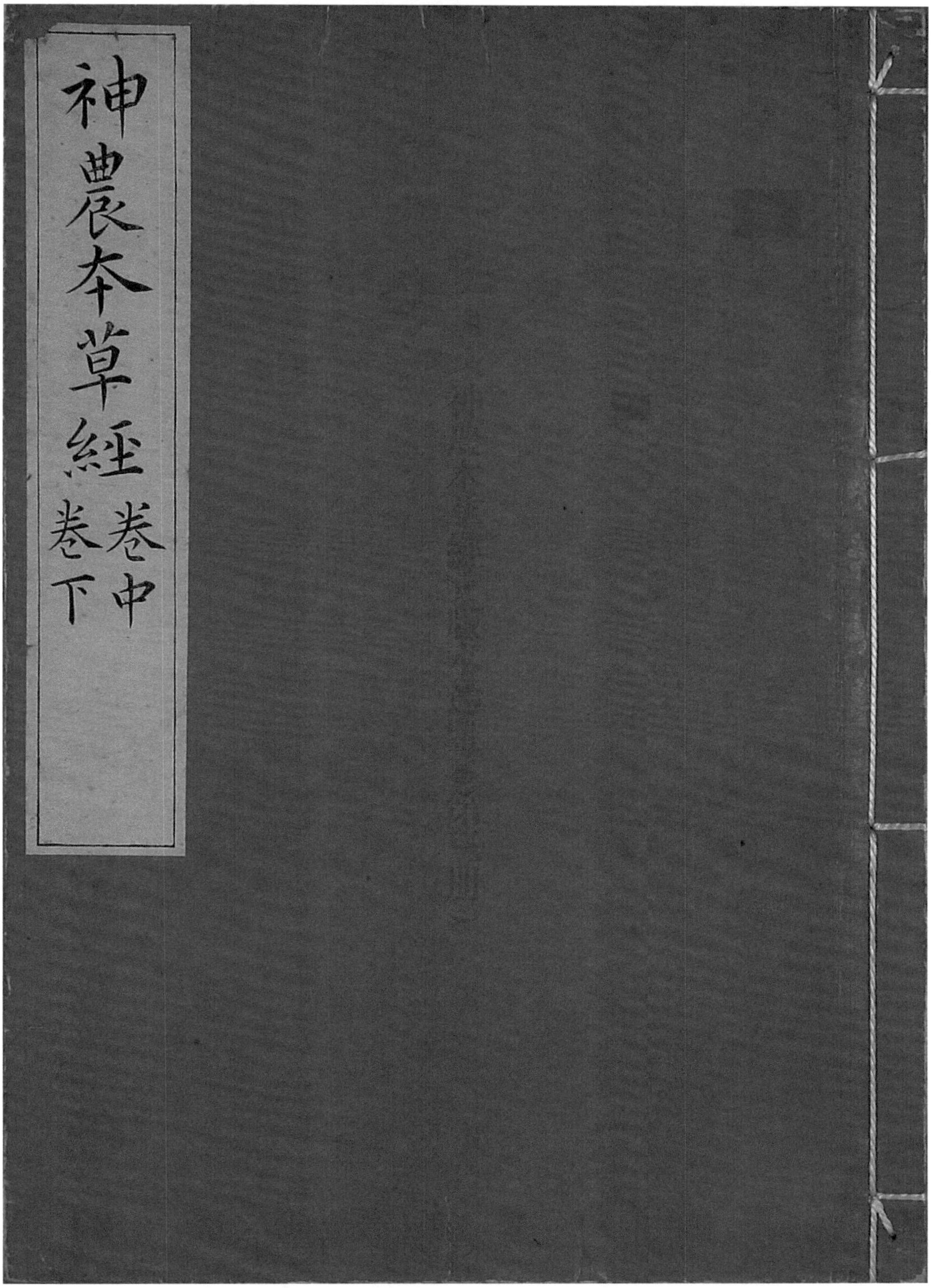
神農本草經
卷中
卷下

本草經卷中

雄黃　雌黃　石鍾乳　殷孼
孔公孼　石流黃　凝水石　石膏
陽起石　慈石　理石　長石
膚青　鐵落　當歸　防風
秦艽　黃耆　吴茱萸　黃芩
黃連　五味　決明　勺藥
桔梗　乾薑　芎藭　蘪蕪
藁本　麻黃　葛根　知母
貝母　栝樓　丹參　龍眼

厚朴　猪苓　竹葉　枳實
玄參　沙參　苦參　續斷
山茱萸　桑根白皮　松蘿　白棘
狗脊　萆解　通草　石韋
瞿麥　敗醬　秦皮　白芷
杜若　蘗木　枝子　合歡
衞矛　紫威　無夷　紫草
紫菀　白鮮　白薇　薇銜
枲耳　茅根　百合　酸漿
蠡實　王孫　爵牀　王瓜

馬先蒿　蜀羊泉　積雪草　水萍
海藻　假蘇　犀角　零羊角
羖羊角　白馬莖　牡狗陰莖　鹿茸
伏翼　蝟皮　石龍子　露蜂房
樗雞　蚱蟬　白殭蠶　木蝱
蜚蝱　蜚廉　桑螵蛸　䗪蟲
蠐螬　蛞蝓　水蛭　海蛤
龜甲　鼈甲　鱓魚甲　烏賊魚骨
蟹　梅實　蓼實　蔥實
水蘇　大豆黃卷

雄黃。一名黃食石。味苦平。生山谷。治寒熱鼠瘻。惡瘡疽
痔。死肌。殺精物惡鬼邪氣。白蟲毒腫。勝五兵。鍊食之輕
身神仙。

雌黃。味辛平。生山谷。治惡瘡頭禿痂疥。殺毒蟲蝨。身痒。
邪氣。諸毒。蝕。鍊之久服輕身增年不老。

石鍾乳。味甘溫。生山谷。治欬逆上氣。明目益精。安五藏。
通百節。利九竅。下乳汁。

殷孽。一名薑石。味辛溫。生山谷。治爛傷瘀血。泄利寒熱。
鼠瘻。癥瘕結氣。

孔公孽。味辛溫。生山谷。治傷食不化。邪結氣。惡瘡疽瘻

痔利九竅下乳汁
石流黃味酸溫生谷中治婦人陰蝕疽痔惡血堅筋頭
禿能化金銀銅鐵奇物
凝水石一名白水石味辛寒生山谷治身熱腹中積聚
邪氣皮中如火燒爛煩滿水飲之久服不飢
石膏味辛微寒生山谷治中風寒熱心下逆氣驚喘口
乾舌焦不能息腹中堅痛除邪鬼產乳金創
陽起石一名白石味鹹微溫生山谷治崩中漏下破子
藏中血癥瘕結氣寒熱腹痛無子陰陽痿不合補不足
慈石一名玄石味辛寒生川谷治周痹風溼肢節中痛

不可持物洗洗酸痟除大熱煩滿及耳聾
理石一名立制石味辛寒生山谷治身熱利胃解煩益
精明目破積聚去三蟲
長石一名方石味辛寒生山谷治身熱四肢寒厥利小
便通血脈明目去翳眇去三蟲殺蠱毒久服不飢
膚青味辛平生川谷治蠱毒毒蛇菜肉諸毒惡瘡
鐵落味辛平生平澤治風熱惡瘡瘍疽瘡痂疥氣在皮
膚中鐵堅肌耐痛鐵精明目化銅
當歸一名乾歸味甘溫生川谷治欬逆上氣溫瘧寒熱
洗洗在皮膚中婦人漏下絕子諸惡瘡瘍金創煑飲之

防風。一名銅芸。味甘溫。生川澤。治大風頭眩痛。惡風風邪。目盲無所見。風行周身。骨節疼痹煩滿。久服輕身。

秦芃味苦平。生山谷。治寒熱邪氣。寒溼風痹肢節痛。下水利小便。

黃耆。一名戴糝。味甘微溫。生山谷。治癰疽久敗瘡。排膿止痛。大風癩疾。五痔鼠瘻。補虛。小兒百病。

吳茱萸。一名藙。味辛溫。生川谷。溫中下氣止痛。欬逆寒熱。除溼血痹。逐風邪。開湊理。根。殺三蟲。

黃芩。一名腐腸。味苦平。生川谷。治諸熱黃疸。腸澼泄利。逐水下血閉。惡瘡疽蝕火瘍。

黃連。一名王連。味苦寒。生川谷。治熱氣。目痛眥傷泣出。明目。腸澼腹痛下利。婦人陰中腫痛。久服令人不忘。

五味。味酸溫。生山谷。益氣。欬逆上氣。勞傷羸瘦。補不足。強陰。益男子精。

決明。味鹹平。生川澤。治青盲目淫膚赤白膜。眼赤痛淚出。久服益精光。輕身。

勺藥。味苦平。生川谷。治邪氣腹痛。除血痹。破堅積寒熱疝瘕。止痛。利小便。益氣。

桔梗。味辛微溫。生山谷。治胷脅痛如刀刺。腹滿腸鳴幽幽。驚恐悸氣。

乾薑。味辛温。生川谷。治胷滿欬逆上氣。温中止血出汗。
逐風溼痹。腸澼下利。生者尤良。久服去臭氣。通神明。
芎藭。味辛温。生川谷。治中風入腦頭痛。寒痹攣緩急。金
創。婦人血閉無子。
蘼蕪。一名薇蕪。味辛温。生川澤。治欬逆。定驚氣。辟邪惡。
除蠱毒鬼注。去三蟲。久服通神。
藁本。一名鬼卿。一名地新。味辛温。生山谷。治婦人疝瘕。
陰中寒腫痛。腹中急。除風頭痛。長肌膚。悦顏色。
麻黄。一名龍沙。味苦温。生川谷。治中風傷寒頭痛温瘧。
發表出汗。去邪熱氣。止欬逆上氣。除寒熱。破癥堅積聚。」

葛根。一名雞齊根。味甘平。生川谷。治消渴。身大熱。嘔吐諸痹。起陰氣。解諸毒。葛穀。治下利十歲已上。

知母。一名蚔母。一名連母。一名野蓼。一名地參。一名水參。一名水浚。一名貨母。一名蝭母。味苦寒。生川谷。治消渴熱中。除邪氣。肢體浮腫。下水。補不足。益氣。

貝母。一名空草。味辛平。治傷寒。煩熱。淋瀝邪氣。疝瘕。喉痹乳難。金創風痓。

栝樓。一名地樓。味苦寒。生川谷。治消渴。身熱煩滿大熱。補虛安中。續絕傷。

丹參。一名郤蟬草。味苦微寒。生川谷。治心腹邪氣。腸鳴幽幽如走水。寒熱積聚。破癥除瘕。止煩滿。益氣。

龍眼。一名益智。味甘平。生山谷。治五藏邪氣。安志猒食。久服強魂魄。聰察。輕身不老。通神明。

厚朴。味苦温。生山谷。治中風傷寒頭痛。寒熱驚氣。血痹死肌。去三蟲。

猪苓。一名猳猪矢。味甘平。生山谷。治痎瘧。解毒蠱注不祥。利水道。久服輕身耐老。

竹葉。味苦平。治欬逆上氣。溢筋惡瘍。殺小蟲。根。作湯益氣止渴。補虛下氣。汁。治風痓痹。實。通神明。輕身益氣。

枳實。味苦寒。生川澤。治大風在皮膚中如麻豆苦痒。除寒熱熱結。止利。長肌肉。利五藏。益氣輕身。
玄參。一名重臺。味苦微寒。生川谷。治腹中寒熱積聚。女子產乳餘疾。補腎氣。令人目明。
沙參。一名知母。味苦微寒。生川谷。治血積驚氣。除寒熱。補中益肺氣。久服利人。
苦參。一名水槐。一名苦蘵。味苦寒。生山谷。治心腹結氣。癥瘕積聚。黃疸。溺有餘瀝。逐水。除癰腫。補中明目止淚。
續斷。一名龍豆。一名屬折。味苦微溫。生山谷。治傷寒。補不足。金創癰傷。折跌。續筋骨。婦人乳難。久服益氣力。
山茱萸。一名蜀棗。味酸平。生山谷。治心下邪氣寒熱。溫中。逐寒。淫痹。去三蟲。久服輕身。

桑根白皮。味甘寒。生山谷。治傷中五勞六極羸瘦。崩中脈絶。補虛益氣。葉。除寒熱。出汗。桑耳。黑者。治女子漏下。赤白汁血病。癥瘕積聚腹痛。陰陽寒熱。無子。五木耳名檽。益氣不飢。輕身強志。

松蘿。一名女蘿。味苦平。生川谷。治瞋怒邪氣。止虛汗出。風頭。女子陰寒。腫痛。

白棘。一名棘鍼。味辛寒。生川谷。治心腹痛。癰腫。潰膿止痛。

狗脊。一名百枝。味苦平。生川谷。治腰背強。關機緩急周

痹寒溼膝痛頗利老人
萆解味苦平生山谷治腰背痛強骨節風寒溼周痹惡
瘡不瘳熱氣
通草一名附支味辛平生山谷去惡蟲除脾胃寒熱通
利九竅血脈關節令人不忘
石韋一名石韉味苦平生山谷治勞熱邪氣五癃閉不
通利小便水道
瞿麥一名巨句麥味苦寒生川谷治關格諸癃結小便
不通出刺決癰腫明目去翳破胎墮子下閉血
敗醬一名鹿腸味苦平生川谷治暴熱火瘡赤氣疥搔

疸痔馬鞍熱氣

秦皮味苦微寒生川谷治風寒溼痹洗洗寒氣除熱目中青翳白膜久服頭不白輕身

白芷一名芳香味辛溫生川谷治女人漏下赤白血閉陰腫寒熱風頭侵目淚出長肌膚潤澤可作面脂

杜若一名杜蘅味辛微溫生川澤治胷脅下逆氣溫中風入腦戶頭腫痛多涕淚出久服益精明目輕身

蘗木一名檀桓味苦寒生山谷治五藏腸胃中結氣熱黃疸腸痔止泄利女子漏下赤白陰陽蝕瘡

枝子一名木丹味苦寒生川谷治五內邪氣胃中熱氣

面赤酒皰皻鼻白癩赤癩瘡瘍

合歡味甘平生川谷安五藏和心志令人歡樂無憂久
服輕身明目得所欲

衛矛一名鬼箭味苦寒生山谷治女子崩中下血腹滿
汗出除邪殺鬼毒蠱注

紫葳味酸微寒生川谷治婦人乳餘疾崩中癥瘕血閉
寒熱羸瘦養胎

無夷一名無姑一名蕨蓎味辛平生川谷治五內邪氣
散皮膚骨節中淫淫行毒去三蟲化食

紫草一名紫丹一名紫芙味苦寒生山谷治心腹邪氣

五疸補中益氣利九竅通水道
紫菀味苦溫生山谷治欬逆上氣胷中寒熱結氣去蠱
毒痿蹷安五藏
白鮮味苦寒生川谷治頭風黃疸欬逆淋瀝女子陰中
腫痛溼痹死肌不可屈伸起止行步
白薇味苦平生川谷治暴中風身熱肢滿忽忽不知人
狂惑邪氣寒熱酸疼溫瘧洗洗發作有時
薇銜一名麋銜味苦平生川澤治風溼痹歷節痛驚癇
吐舌悸氣賊風鼠瘻癰腫
枲耳一名胡枲一名地葵味甘溫治風頭寒痛風溼周

痹四肢拘攣痛惡肉死肌。久服益氣。耳目聰明。強志輕
身。

茅根。一名蘭根。一名茹根。味甘寒。生山谷。治勞傷虛羸。
補中益氣。除瘀血血閉寒熱。利小便。其苗下水。

百合。味甘平。生川谷。治邪氣腹脹心痛。利大小便。補中
益氣。

酸漿。一名酢漿。味酸平。生川澤。治熱煩滿。定志益氣。利
水道。產難。吞其實立產。

蠡實。一名劇草。一名三堅。一名豕首。味甘平。生川谷。治
皮膚寒熱。胃中熱氣。風寒溼痹。堅筋骨。令人嗜食。久服

輕身華葉去白蟲

王孫味苦平生川谷治五藏邪氣寒溼痹四肢疼酸膝冷痛

爵牀味鹹寒生川谷治腰脊痛不得著牀俛仰艱難除熱可作浴湯

王瓜一名土瓜味苦寒生平澤治消渴內痹瘀血月閉寒熱酸疼益氣愈聾

馬先蒿一名馬矢蒿味苦平生川澤治寒熱鬼注中風溼痹女子帶下病無子

蜀羊泉味苦微寒生川谷治頭禿惡瘡熱氣疥瘙痂癬

蟲。

積雪草。味苦寒。生川谷。治大熱。惡瘡癰疽。浸淫赤熛。皮膚赤。身熱。

水蘋。一名水華。味辛寒。生池澤。治暴熱身痒。下水氣。勝酒。長鬚髮。止消渴。久服輕身。

海藻。一名落首。味苦寒。生池澤。治癭瘤氣。頸下核。破散結氣。癰腫。癥瘕。堅氣。腹中上下鳴。下十二水腫。

假蘇。一名鼠蓂。味辛溫。生川澤。治寒熱。鼠瘻。瘰癧。生瘡。結聚氣。破散之。下瘀血。除溼痹。

犀角。味苦寒。生川谷。治百毒蠱注。邪鬼。鄣氣。殺鉤吻。鴆羽蛇毒除邪。不迷惑魘寐。久服輕身。

零羊角。味鹹寒。生川谷。明目益氣起陰。去惡血注下。辟蠱毒惡鬼不祥。安心氣。常不魘寐。久服強筋骨輕身。

羖羊角。味鹹溫。生川谷。治青盲。明目。殺疥蟲。止寒泄。辟狼。止驚悸。久服安心。益氣力輕身。

白馬莖。味鹹平。生平澤。治傷中脈絕。陰不起。強志益氣。長肌肉。肥健生子。眼。治驚癇腹滿瘧疾。懸蹄。治驚癇瘈瘲乳難。辟惡氣鬼毒。蠱注不祥。

牡狗陰莖。一名狗精。味鹹平。生平澤。治傷中。陰痿不起令強熱。大生子。除女子帶下十二疾。膽。明目。

鹿茸味甘温治漏下惡血寒熱驚癇益氣強志生齒不老角治惡瘡癰腫逐邪惡氣留血在陰中

伏翼一名蝙蝠味鹹平生川谷治目瞑明目夜視有精光久服令人喜樂媚好無憂

蝟皮味苦平生川谷治五痔陰蝕下血赤白五色血汁不止陰腫痛引腰背酒煑殺之

石龍子一名蜥蜴味鹹寒生川谷治五癃邪結氣破石淋下血利小便水道

露蜂房一名蜂𧉦味苦平生山谷治驚癇瘈瘲寒熱邪氣癲疾鬼精蠱毒腸痔火熬之良

樗雞味苦平生川谷治心腹邪氣陰痿益精強志生子好色補中輕身

蚱蟬味鹹寒生楊柳上治小兒驚癇夜啼癲病寒熱

白殭蠶味鹹平生平澤治小兒驚癇夜啼去三蟲滅黑䵟令人面色好男子陰瘍病

木䖟一名䰟常味苦平生川澤治目赤痛眥傷淚出瘀血血閉寒熱酸嘶無子

蜚䖟味苦微寒生川谷逐瘀血破下血積堅痞癥瘕寒熱通利血脈及九竅

蜚廉味鹹寒生川澤治血瘀癥堅寒熱破積聚喉咽痹

內寒。無子。

桑螵蛸。一名蝕肬。味鹹平。生桑枝上。治傷中。疝瘕陰痿。
益精生子。女子血閉腰痛。通五淋。利小便水道。採蒸之。

䗪蟲。一名地鱉。味鹹寒。生川澤。治心腹寒熱洗洗。血積
癥瘕。破堅下血閉。生子大良。

蠐螬。一名蟦蠐。味鹹微溫。生平澤。治惡血血瘀。痹氣。破
折血在脅下堅滿痛。月閉。目中淫膚青翳白膜。

蛞蝓。一名陵蠡。味鹹寒。生池澤。治賊風喎僻。軼筋及脫
肛。驚癇攣縮。

水蛭。味鹹平。生池澤。治惡血瘀血月閉。破血瘕積聚。無

子利水道。
海蛤一名魁蛤味苦平生池澤治欬逆上氣喘息煩滿
胷痛寒熱文蛤治惡瘡蝕五痔
龜甲一名神屋味鹹平生池澤治漏下赤白破癥瘕痎
瘧五痔陰蝕溼痹四肢重弱小兒顖不合久服輕身不
飢
鼈甲味鹹平生池澤治心腹癥瘕堅積寒熱去痞息肉
陰蝕痔惡肉
鱓魚甲味辛微温生池澤治心腹癥瘕伏堅積聚寒熱
女子崩中下血五色小腹陰中相引痛瘡疥死肌

烏賊魚骨味鹹微温生池澤治女子漏下赤白經汁血閉陰蝕腫痛寒熱癥瘕無子

蟹味鹹寒生池澤治胷中邪氣熱結痛喎僻面腫敗漆燒之致鼠

梅實味鹹平生川谷下氣除熱煩滿安心肢體痛偏枯不仁死肌去青黑誌惡疾

蓼實味辛温生川澤明目温中耐風寒下水氣面目浮腫癰瘍馬蓼去腸中蛭蟲輕身

蔥實味辛温生平澤明目補中不足其莖中作浴湯治傷寒寒熱出汗中風面目腫薤治金創創敗輕身不飢

耐老

水蘇味辛微温生池澤下氣殺穀除飲食辟口臭去毒辟惡氣久服通神明輕身耐老

大豆黃卷味甘平生平澤治溼痹筋攣膝痛生大豆塗癰腫煑飲汁殺鬼毒止痛赤小豆下水排癰腫膿血

本草經卷中

神農本草經　卷中

本草經卷下

青琅玕　礜石　代赭　鹵鹹
白惡　鉛丹　粉錫　石灰
冬灰　大黃　蜀椒　莽草
郁核　巴豆　甘遂　亭歷
大戟　澤漆　芫華　蕘華
旋復華　鉤吻　狼毒　鬼臼
萹蓄　商陸　女青　天雄
烏頭　附子　羊躑躅　茵芋
射干　鳶尾　皂莢　練實

柳華　桐葉　梓白皮　恒山
蜀漆　青葙　半夏　款冬
牡丹　防已　巴戟天　石南草
女菀　地榆　五加　澤蘭
黄環　紫參　雚菌　連翹
白頭公　貫衆　狼牙　藜蘆
閭茹　羊桃　羊蹄　鹿藿
牛扁　陸英　白斂　白及
蛇全　草蒿　雷丸　溲疏
藥實根　飛廉　淫羊藿　虎掌

莨蓎子　欒華　蔓椒　藎草
夏枯草　烏韭　蚤休　石長生
姑活　別羇　石下長卿　翹根
屈草　淮木　六畜毛蹄甲
麋脂　豚卵　燕矢　天鼠矢
蝦蟆　石蠶　蛇蛻　吳公
馬陸　蠮螉　雀甕　彼子
鼠婦　螢火　衣魚　白頸蚯蚓
螻蛄　蜣蜋　盤蝥　地膽
馬刀　貝子　杏核　桃核

苦瓠　水靳　腐婢

青琅玕。一名石珠。味辛平。生平澤。治身痒火瘡。癰傷疥瘙。死肌。

礜石。一名青分石。一名立制石。一名固羊石。味辛大熱。生山谷。治寒熱鼠瘻蝕瘡。死肌風痹。腹中堅邪氣。除熱。

代赭。一名須丸。味苦寒。生山谷。治鬼注賊風蠱毒。殺精物惡鬼。腹中毒邪氣。女子赤沃漏下。

鹵鹹。味苦寒。生池澤。治大熱消渴狂煩。除邪。及吐下蠱毒。柔肌膚。戎鹽。明目。目痛。益氣。堅肌骨。去毒蠱。大鹽。令人吐。

白惡味苦溫生山谷治女子寒熱癥瘕月閉積聚陰腫痛漏下無子

鉛丹味辛微寒生平澤治欬逆胃反驚癇癲疾除熱下氣鍊化還成九光久服通神明

粉錫一名解錫味辛寒生山谷治伏尸毒螫殺三蟲錫鏡鼻治女子血閉癥瘕伏腸絕孕

石灰一名惡灰味辛溫生川谷治疽瘍疥瘙熱氣惡瘡癩疾死肌墮眉殺痔蟲去黑子息肉

冬灰一名藜灰味辛微溫生川澤治黑子去肬息肉疽蝕疥瘙

大黃。味苦寒。生山谷。下瘀血血閉。寒熱。破癥瘕積聚。留飲宿食。蕩滌腸胃。推陳致新。通利水穀。調中化食。安和五藏。

蜀椒。味辛温。生川谷。治邪氣欬逆。温中。逐骨節皮膚死肌。寒溼痹痛。下氣。久服之頭不白。輕身增年。

莽草。味辛温。生山谷。治風頭。癰腫乳癰。疝瘕。除結氣。疥瘙蟲疽瘡。殺蟲魚。

郁核。一名爵李。味酸平。生川谷。治大腹水腫。面目四肢浮腫。利小便水道。根。治齒齗腫齲齒。堅齒。鼠李。治寒熱瘰癧瘡。

巴豆一名巴椒。味辛温。生川谷。治傷寒温瘧寒熱。破癥瘕結堅積聚。留飲淡癖。大腹水脹。蕩練五藏六府。開通閉塞。利水穀道。去惡肉。除鬼蠱毒注邪物。殺蟲魚。

甘遂一名主田。味苦寒。生川谷。治大腹疝瘕。腹滿。面目浮腫。留飲宿食。破癥堅積聚。利水穀道。

亭歷一名大室。一名大適。味辛寒。生平澤。治癥瘕積聚結氣。飲食寒熱。破堅逐邪。通利水道。

大戟一名卬鉅。味苦寒。治蠱毒十二水。腹滿急痛。積聚中風。皮膚疼痛。吐逆。

澤漆味苦微寒。生川澤。治皮膚熱。大腹水氣。四肢面目浮腫。丈夫陰氣不足。

芫華。一名去水。味辛溫。生川谷。治欬逆上氣。喉鳴喘咽腫氣。短蟲毒。鬼瘧。疝瘕。癰腫。殺蟲魚。

蕘華。味苦寒。生川谷。治傷寒溫瘧。下十二水。破積聚大堅癥瘕。蕩滌腸胃中留癖。飲食。寒熱邪氣。利水道。

旋復華。一名金沸草。一名盛椹。味鹹溫。生川谷。治結氣脅下滿。驚悸。除水。去五藏間寒熱。補中下氣。

鉤吻。一名野葛。味辛溫。生山谷。治金瘡。乳痓。中惡風。欬逆上氣。水腫。殺鬼注蠱毒。

狼毒。一名續毒。味辛平。生山谷。治欬逆上氣。破積聚飲

食寒熱水氣惡瘡鼠瘻疽蝕鬼精蠱毒殺飛鳥走獸
鬼臼一名爵犀一名馬目毒公一名九臼味辛溫生山
谷殺蠱毒鬼注精物辟惡氣不祥逐邪解百毒
䕡蓄味苦平生山谷治浸淫疥瘙疽痔殺三蟲
商陸一名𦼮根一名夜呼味辛平生川谷治水脹疝瘕
痹熨除癰腫殺鬼精物
女青一名雀瓢味辛平生山谷治蠱毒逐邪惡氣殺鬼
溫瘧辟不祥
天雄一名白幕味辛溫生山谷治大風寒溼痹歷節痛
拘攣緩急破積聚邪氣金瘡強筋骨輕身健行

烏頭。一名奚毒。一名卽子。一名烏喙。味辛溫。生山谷。治中風惡風洗洗。出汗。除寒溼痹。欬逆上氣。破積聚寒熱。其汁煎之。名射罔。殺禽獸。

附子。味辛溫。生山谷。治風寒欬逆邪氣。溫中。金瘡。破癥堅積聚。血瘕寒溼。踒躄拘攣。膝痛不能行步。

羊躑躅。味辛溫。生川谷。治賊風在皮膚中淫淫痛。溫瘧惡毒。諸痹。

茵芋。味苦溫。生川谷。治五藏邪氣。心腹寒熱。羸瘦。瘧狀發作有時。諸關節風溼痹痛。

射干。一名烏扇。一名烏蒲。味苦平。生川谷。治欬逆上氣。

喉痹咽痛不得消息。散結氣。腹中邪逆。食飲大熱。

鳶尾。味苦平。生山谷。治蠱毒邪氣。鬼注諸毒。破癥瘕積聚。去水下三蟲。

皂莢。味辛温。生川谷。治風痹死肌。邪氣風頭淚出。下水利九竅。殺鬼精物。

練實。味苦寒。生山谷。治温疾傷寒。大熱煩狂。殺三蟲疥瘍。利小便水道。

柳華。一名柳絮。味苦寒。生川澤。治風水黃疸面熱黑。葉。治馬疥痂瘡。實。潰癰逐膿血。子汁。療渴。

桐葉。味苦寒。生山谷。治惡蝕瘡著陰。皮。治五痔。殺三蟲。

華。傳猪瘡。肥大三倍。

梓白皮。味苦寒。生山谷。治熱。去三蟲。華葉。擣傅猪瘡。肥大易養三倍。

恆山。一名互草。味苦寒。生川谷。治傷寒寒熱。熱發溫瘧。鬼毒。胷中淡結吐逆。

蜀漆。味辛平。生川谷。治瘧及欬逆寒熱。腹中癥堅痞結。積聚邪氣。蠱毒鬼注。

青葙。一名草蒿。一名萋蒿。味苦微寒。生平谷。治邪氣皮膚中熱。風瘙身痒。殺三蟲。子名草決明。療脣口青。

半夏。一名地文。一名水玉。味辛平。生川谷。治傷寒寒熱。

心下堅下氣喉咽腫痛頭眩脅脹欬逆腸鳴止汗
款冬一名橐吾一名顆東一名虎須一名菟奚味辛溫
生山谷治欬逆上氣善喘喉痹諸驚癇寒熱邪氣
牡丹一名鹿韭一名鼠姑味辛寒生山谷治寒熱中風
瘈瘲痙驚癇邪氣除癥堅瘀血留舍腸胃安五藏療癰
瘡
防已一名解離味辛平生川谷治風寒溫瘧熱氣諸癇
除邪利大小便
巴戟天味辛微溫生山谷治大風邪氣陰痿不起強筋
骨安五藏補中增志益氣

神農本草經　卷下　七

石南草一名鬼目味辛平生山谷養腎氣內傷陰衰利
筋骨皮毛實殺蠱毒破積聚逐風痹

女菀味辛溫生川谷治風寒洗洗霍亂泄利腸鳴上下
無常處驚癇寒熱百疾

地榆味苦微寒生山谷治婦人乳痓痛七傷帶下病止
痛除惡肉止汗療金創

五加一名豺漆味辛溫治心腹疝氣腹痛益氣療躄小
兒不能行疽瘡陰蝕

澤蘭一名虎蘭一名龍棗味苦微溫生池澤治乳婦內
衄中風餘疾大腹水腫身面四肢浮腫骨節中水金創

癰腫瘡膿血。

黄環。一名陵泉。一名大就。味苦平。生山谷。治蠱毒鬼注鬼魅邪氣在藏中。除欬逆寒熱。

紫參。一名牡蒙。味苦寒。生山谷。治心腹積聚寒熱邪氣通九竅利大小便。

藋菌。一名藋蘆。味鹹平。生池澤。治心痛溫中去長蟲白瘲。蟯蟲蛇螫毒。癥瘕諸蟲。

連翹。一名異翹。一名蘭華。一名折根。一名軹。一名三廉。味苦平。生山谷。治寒熱鼠瘻。瘰癧癰腫惡瘡。癭瘤結熱蠱毒。

白頭公一名野丈人一名胡王使者味苦溫無毒生川谷治溫瘧狂易寒熱癥瘕積聚癭氣逐血止痛療金創

貫衆一名貫節一名貫渠一名百頭一名虎卷一名扁苻味苦微寒生山谷治腹中邪熱氣諸毒殺三蟲

狼牙一名牙子味苦寒生川谷治邪氣熱氣疥瘙惡瘍瘡痔去白蟲

藜蘆一名蔥苒味辛寒生山谷治蠱毒欬逆泄利腸澼頭瘍疥瘙惡瘡殺諸蟲毒去死肌

閭茹味辛寒生川谷治蝕惡肉敗瘡死肌殺疥蟲排膿惡血除大風熱氣善忘不樂

羊桃。一名鬼桃。一名羊腸。味苦寒。生川谷。治熛熱身暴赤色風水積聚惡瘍。除小兒熱。

羊蹄。一名東方宿。一名連蟲陸。一名鬼目。味苦寒。生川澤。治頭禿疥瘙。除熱。女子陰蝕。

鹿藿。味苦平。生山谷。治蠱毒。女子腰腹痛不樂。腸癰瘰癧瘍氣。

牛扁。味苦微寒。生川谷。治身皮瘡熱氣。可作浴湯。殺牛蝨小蟲。又療牛病。

陸英。味苦寒。生川谷。治骨間諸痹。四肢拘攣疼酸。膝寒痛。陰痿。短氣不足。脚腫。

白斂。一名菟核。一名白草。味苦平。生山谷。治癰腫疽瘡。散結氣。止痛除熱。目中赤。小兒驚癇。溫瘧。女子陰中腫痛。

白及。一名甘根。一名連及草。味苦平。生川谷。治癰腫惡瘡敗疽。傷陰。死肌。胃中邪氣。賊風鬼擊。痱緩不收。

蛇全。一名蛇銜。味苦微寒。生山谷。治驚癇寒熱邪氣。除熱。金創疽痔鼠瘻。惡瘡頭瘍。

草蒿。一名青蒿。一名方潰。味苦寒。治川澤。治疥瘙痂痒惡瘡。殺蝨。留熱在骨節間。明目。

雷丸。味苦寒。生山谷。殺三蟲。逐毒氣。胃中熱。利丈夫。不利女子。作膏摩小兒百病。

溲疏。味辛寒。生川谷。治身皮膚中熱。除邪氣。止遺溺。可作浴湯。

藥實根。一名連木。味辛溫。生山谷。治邪氣諸痹疼酸。續絶傷。補骨髓。

飛廉。一名飛輕。味苦平。生川澤。治骨節熱。脛重酸疼。久服令人身輕。

淫羊藿。一名剛前。味辛寒。生山谷。治陰痿。絶傷。莖中痛。利小便。益氣力。強志。

虎掌。味苦溫。生山谷。治心痛。寒熱結氣。積聚伏梁。傷筋痿拘緩利水道。

莨菪子。一名横唐。味苦寒。生川谷。治齒痛。出蟲。肉痹拘急。使人健行見鬼。多食令人狂走。久服輕身。走及奔馬。強志益力通神。

欒華。味苦寒。生川谷。治目痛泣出傷眥。消目腫。

蔓椒。一名豕椒。味苦温。生川谷。治風寒溼痹。歷節疼痛。除四肢厥氣膝痛。

藎草。味苦平。生川谷。治久欬上氣。喘逆久寒。驚悸痂疥白秃瘍氣。殺皮膚小蟲。

夏枯草。一名夕句。一名乃東。味苦寒。生川谷。治寒熱瘰

癧鼠瘻頭瘡破癥瘕散癭結氣脚腫溼痹輕身

烏韭味甘寒生山谷治皮膚往來寒熱利小腸膀胱氣

蚤休一名螯休味苦微寒生川谷治驚癇搖頭弄舌熱氣在腹中癲疾癰瘡陰蝕下三蟲去蛇毒

石長生一名丹草味鹹微寒生山谷治寒熱惡瘡大熱辟鬼氣不祥

姑活一名冬葵子味甘溫生川澤治大風邪氣溼痹寒痛久服輕身益壽耐老

别羇味苦微溫生川谷治風寒溼痹身重四肢疼酸寒邪歷節痛

石下長卿。一名徐長卿。味鹹平。生池澤。治鬼注精物。邪惡氣。殺百精蠱毒老魅注易。亾走啼哭。悲傷恍惚。

翹根。味甘寒。生平澤。下熱氣。益陰精。令人面悅好。明目。久服輕身耐老。

屈草。味苦微寒。生川澤。治胷脅下痛。邪氣腸間寒熱。陰痹。久服輕身益氣耐老。

淮木。一名百歲城中木。味苦平。生平澤。治久欬上氣。傷中虛羸。女子陰蝕。漏下赤白沃。

六畜毛蹄甲。味鹹平。生平谷。治鬼注蠱毒。寒熱驚癇。痓。癲疾狂走。駱駝毛尤良。鼺鼠。墮胎。生乳易。

麋脂。一名宫脂。味辛温。生山谷。治癰腫惡瘡。死肌寒風溼痺。四肢拘緩不收。風頭腫氣。通湊理。

豚卵。一名豚顛。味甘温。治驚癇癲疾。鬼注蠱毒。除寒熱賁豚。五癃。邪氣攣縮。豬懸蹄。治五痔伏腸。腸癰内蝕。

燕矢。味辛平。生平谷。治蠱毒鬼注。逐不祥邪氣。破五癃。利小便。

天鼠矢。一名鼠姑。一名石肝。味辛寒。生山谷。治面癰腫。皮膚洗洗時痛。腹中血氣。破寒熱積聚。除驚悸。

蝦蟆。味辛寒。生池澤。治邪氣。破癥堅血。癰腫陰瘡。服之不患熱病。

石蠶。一名沙蝨。味鹹寒。生池澤。治五癃。破石淋。墮胎。肉
解結氣。利水道。除熱。
蛇蛻。一名龍子衣。一名蛇符。一名龍子單衣。一名弓皮。
味鹹平。生川谷。治小兒百二十種驚癇。瘈瘲。癲疾。寒熱
腸痔。蟲毒。蛇癇。火熬之良。
吳公。味辛溫。生川谷。治鬼注。蠱毒。噉諸蛇蟲魚毒。殺鬼
物老精。溫瘧。去三蟲。
馬陸。一名百足。味辛溫。生川谷。治腹中大堅癥。破積聚。
息肉。惡瘡。白禿。
蠮螉。味辛平。生川谷。治久聾。欬逆。毒氣。出刺。出汗。

雀甕。一名躁舍。味甘平。生樹枝間。治小兒驚癇。寒熱結
氣。蠱毒鬼注。

彼子。味甘溫。生山谷。治腹中邪氣。去三蟲。蛇螫蠱毒。鬼
注伏尸。

鼠婦。一名蟠負。一名伊威。味酸溫。生平谷。治氣癃不得
小便。婦人月閉血瘕。癇痓寒熱。利水道。

螢火。一名夜光。味辛微溫。生池澤。明目。小兒火瘡傷熱
氣。蠱毒鬼注。通神精。

衣魚。一名白魚。味鹹溫。生平澤。治婦人疝瘕。小便不利。
小兒中風項強。皆宜摩之。

白頸蚯蚓。味鹹寒。生平土。治蛇瘕。去三蟲。伏尸鬼注蠱毒。殺長蟲。仍自化作水。

螻蛄。一名蟪蛄。一名天螻。一名螜。味鹹寒。生平澤。治産難。出肉中刺。潰癰腫。下哽噎。解毒。除惡瘡。夜出者良。

蜣蜋。一名蛣蜣。味鹹寒。生池澤。治小兒驚癇瘈瘲。腹脹寒熱。大人癲疾狂易。火熬之良。

盤蝥。一名龍尾。味辛寒。生川谷。治寒熱鬼注蠱毒。鼠瘻惡瘡疽蝕。死肌。破石癃。

地膽。一名元青。味辛寒。生川谷。治鬼注寒熱。鼠瘻惡瘡。死肌。破癥瘕。墮胎。

馬刀。味辛微寒。生池澤。治漏下赤白寒熱。破石淋。殺禽獸賊鼠。

貝子。味鹹平。生池澤。治目翳。鬼注蠱毒。腹痛下血。五癃。利水道。燒用之良。

杏核。味甘溫。生川谷。治欬逆上氣。雷鳴。喉痹。下氣。產乳金創。寒心賁豚。

桃核。味苦平。生川谷。治瘀血。血閉瘕。邪氣。殺小蟲。桃華。殺注惡鬼。令人好色。桃梟。殺百鬼精物。桃毛。下血瘕。寒熱積聚。無子。桃蠹。殺鬼辟不祥。

苦瓠。味苦寒。生川澤。治大水。面目四肢浮腫。下水。令人吐。

水蘄。一名水英。味甘平。生池澤。治女子赤沃。止血養精。保血脈。益氣。令人肥健嗜食。

腐婢。味辛平。治痎瘧寒熱。邪氣泄利。陰不起。病酒頭痛。

本草經卷下

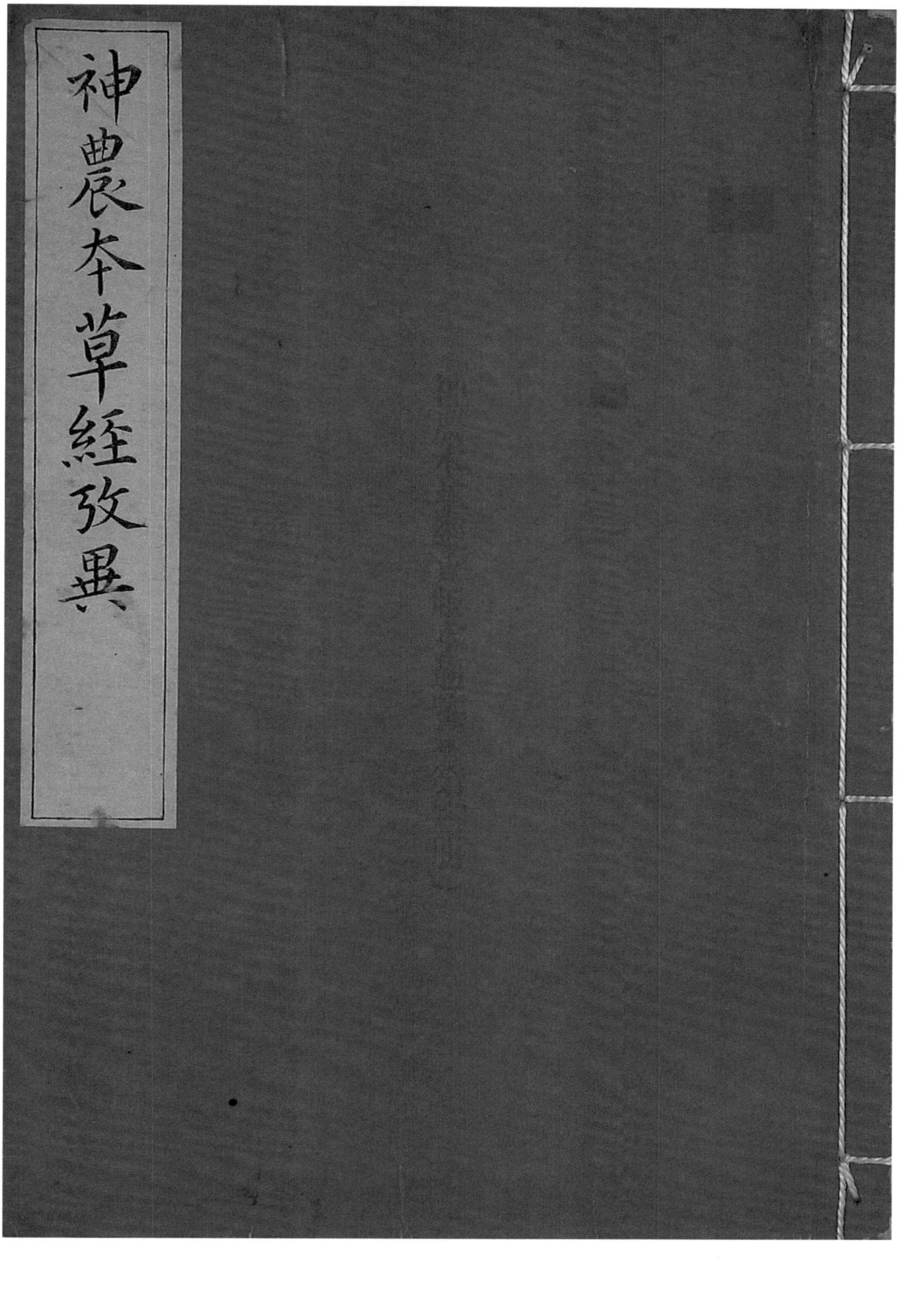
神農本草經攷異

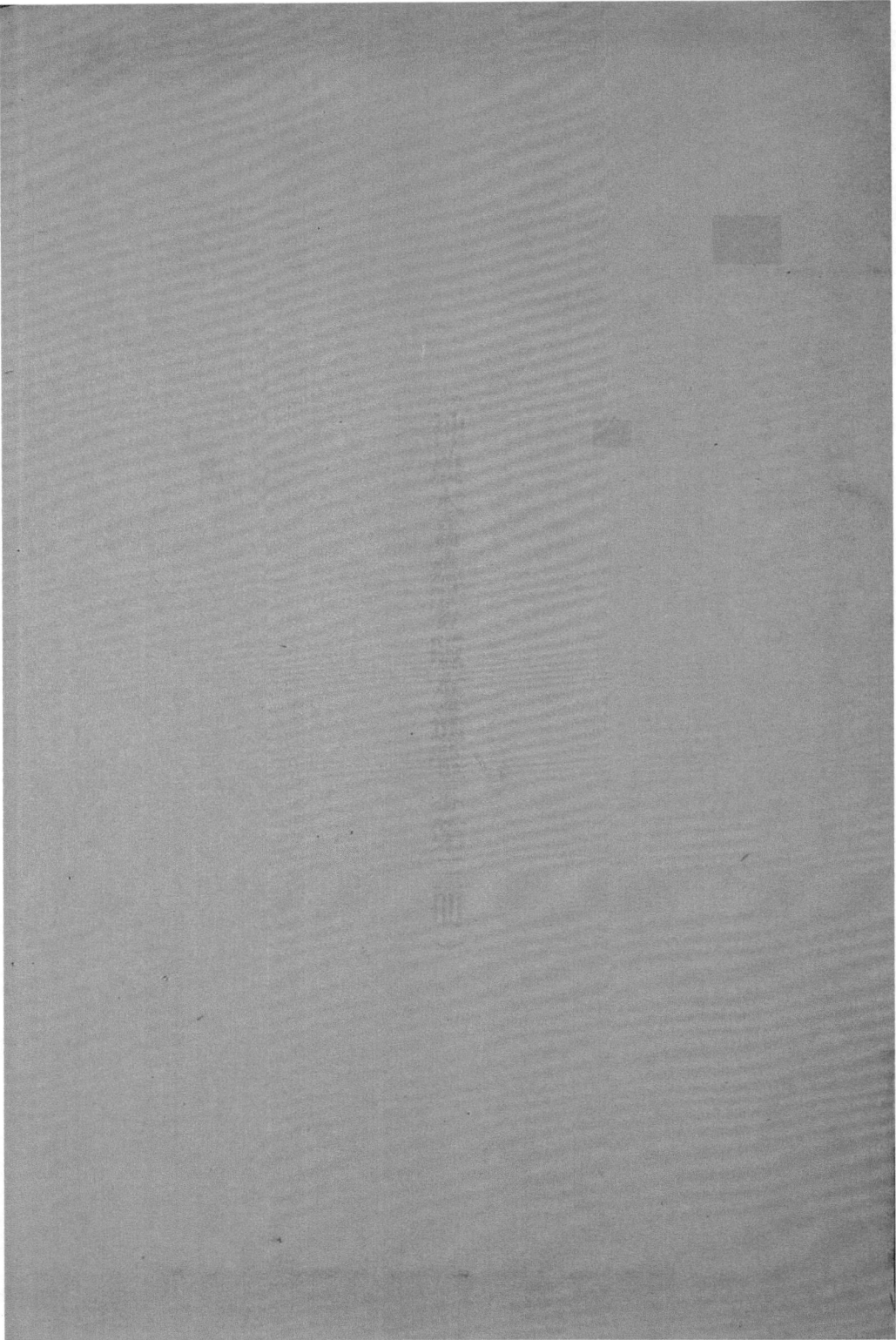

神農本草經攷異

凡經文藏府作臟腑。泄利作洩痢。淡作痰。焦作膲。注作疰。沙作砂。温作瘟。華作花。息作瘜。翳作瞖。湊作腠。爤作爛之類。皆後世所改俗字。今據新修本草。太平御覽。及

皇國所傳各種古籍等正。厭其繁冗。故不一一辯證。其如異同與於文義者。悉舉而錄焉。其餘如俗字訛字脫字等。不復具載也。

序錄韓保昇云。神農本草上中下并序錄合四卷。今據此語。以序錄爲一卷。以上中下三品分爲三卷。凡四卷。蓋陶氏以前本如此。說具拙序中。

多服久服惟宗時俊醫家千字文引新修本草。無多服二字。無毒有毒眞本千金作有毒無毒。本下經此下原有三品合三百六十五種法三百六十五度一度應一日以成一歲倍其數合七百三十名也一節三十五字。掌禹錫以爲黑字之文。今據刪正。宜用一君二臣五佐

又可一君三臣九佐五佐大全本作三佐五使。政和本作三使五佐。九佐下二本並有使也二字。今據眞本千金及釋性全頓醫鈔正。案單言則云佐云使。重言則云佐使。皆通。但不可分倆云三佐五使。素問唐六典及此陶說皆不分倆。宋臣不解其意。遂致妄改也。詳見于拙著本草經攷注中。宜上眞本千金有者字。根莖莖頓醫鈔作葉有相使者此四字醫心方釋蓮基長生療養方在有相惡者下

凡此眞本千金無此字合和和下大全本有時字。今據政和本及醫心方眞本千金刪正。當用此二字眞本千金無用也此二字眞本千金無藥有酸藥眞本千金作又五味五上眞本千金有之字。下四氣上同。採治治原作造。是唐人避諱所改。今據眞本千金正。藥有宜藥下

原有性字。今據醫心方眞本千金刪正。**水煑**眞本千金無水字。**不可入**醫心方眞本千金無可字。**欲治病**欲上眞本千金有凡字。治原作療。今據眞本千金正。**候其**候上原有先字。無其字。今據眞本千金正。**服藥**服眞本千金作食。**若用**眞本千金無用字。**藥治病**治原作療。今據眞本千金正。**起如**眞本千金無如字。**即止**眞本千金無即字。**倍之**倍眞本千金作亭。**十之**十眞本千金作什。之下有卒字。**治寒**治原作療。今據醫心方眞本千金正。下治熱同。**治熱**熱眞本千金作溫。**胷膈**膈眞本千金作隔。正字。醫心方頓醫鈔作鬲。古字。李唐遺卷多作鬲。**下者**醫心方者字無。**藥而**眞本千金頓醫鈔無而字。**四肢**肢頓醫鈔作胑。正字。醫心方作支。古字。李唐遺卷肢多作支矣。**大病之主**眞本千金大作百。主作本。**傷寒**寒眞本千金作風。**賁豚**豚原作豘。眞本千金作肫。並俗字。今正。**澼食**眞本千金作宿癖。**此大**眞本千金作此皆大。**宗兆**眞本千金無此二字。**枝葉**以下眞本千金無。蓋不引用也與。

卷上

玉泉玉札 札太平御覽作澧.同書珍寶部作醴.初學記作桃.釋性全頓醫鈔作礼.說具于攷注中.

治五藏 御覽無五字.案治原作主.是唐人避諱所改.今據御覽千金.藝文類聚正.然御覽千金二書.共經宋校.往往有作主與證類合者.亦皆例改作治.以復於舊觀.下皆放此.

柔筋 柔頓醫鈔作和 魂魄 御覽無魄字. 益氣 御覽無此二字. 久服 以下十二字大全本黑字.今據政和本. 耐寒 耐御覽作能忍二字. 死三 頓醫鈔無死字. 丹沙精魅 此二字頓醫鈔無. 水銀疥瘙 瘙原作瘻.今據新修本草正. 蟲蝨 原無蝨字.今據新修增正. 空青不老 御覽無此二字. 銅鐵鉛錫 御覽藝文類聚共無鐵錫二字. 白青明目 此上原有主字.今據御覽正.案唐人以治改主.因每條必冠主字.遂至令文義不通.如明目上不宜有主字也.故今悉刪正.新修亦往往如此處.無主字.下皆放此. 不老 御覽無此二字. 扁青解毒氣 解御覽作辟.無氣字.

石膽鍊餌服之不老此六字御覽在成金銀下而鍊作練服作食久服以下六字大全本黑字今據政和本成金成上御覽有合字朴消結固留癖御覽無固留二字鍊餌御覽鍊作練消石一名芒消四字政和本黑字今據大全本及陶注芒消條之語苦寒苦上御覽有酸字樊石樊原作礬俗字今據醫心方本草和名正李唐遺卷皆作樊御覽作礬既經宋校羽涅涅原作碮俗字今據本草和名正酸寒酸上御覽有鹹字骨齒御覽無齒字服之御覽作久服增年御覽無此二字滑石甘寒甘御覽作苦紫石英眞本千金無英字欬逆欬御覽作嘔白石英欬逆胃膈欬御覽作嘔無胃字膈以下四字在溼痹下風溼御覽無風字大一禹餘糧大原作太今據醫心方正原無禹字今據御覽醫心方眞本千金增正邪氣元板大全本此二字黑字誤御覽無氣字耐寒耐御覽作能忍二字禹餘糧下利原無利字今據御覽正

神農本草經

錬餌服之御覽作久服二字不飢御覽無此二字延年御覽無此二字青芝
生山谷原無此三字，今據御覽增正。久食輕身御覽作食之身輕延年御覽無此
二字赤芝生山谷原無此三字，今據御覽增正。智慧政和本作慧智久食御覽
作食之輕身以下六字御覽無神仙神上御覽有爲字黃芝御覽赤芝黃芝相倒
生山谷原無此三字，今據御覽增正。久食御覽作食之。案御覽白芝黑芝下不引久食以下文。
輕身以下六字御覽無白芝生山谷原無此三字，今據紫芝下增正。黑芝
生山谷原無此三字，今據御覽增正。紫芝輕身以下四字御覽無神仙原無
此二字，今據御覽增正。伏苓伏原作茯，俗字，今據醫心方眞本千金新修正。皇國古籍皆作伏。
一名伏菟伏原作茯，俗字，今據新修正。此四字大全本黑字，今據政和本。憂恚恚御覽作患
邪悸御覽無此二字止口焦原無止字，今據新修正。魂魄原無魄字，今據新修正。

松脂五藏新修無五字不老蓺文類聚初學記無此二字柏實柏政和本作栢。俗字。今據大全本。實醫心方眞本千金作子。溼痹此下政和本有療恍惚虛四字。今據大全本爲黑字删正。菌桂菌原作菌。俗字。今據新修正。百病病新修作疾先娉娉原作聘。今據新修正。牡桂吐吸吸香藥鈔作嘔赤箭御覽作鬼督郵一名赤箭一名離母蠱毒蠱香藥鈔藥種鈔作蟲。御覽作治蟲二字。益氣力此上御覽有輕身二字。無氣字。輕身以下四字御覽無麥門冬傷中傷飽御覽無傷飽二字。頓醫鈔作腸中傷三字。胃絡御覽無絡字羸瘦以下四字御覽無不老此二字御覽在不飢下朮山薊薊本草和名作荊。蓺文類聚作筋。香藥鈔背記作荕。香要鈔作荕。案葪俗薊字。或作荕。誤作荕。又作荊。荕再誤作筋。不飢此二字蓺文類聚在輕身上女萎甘平御覽作辛一字。葳平之誤。生川谷川原作山。今據御覽正。久服此二字原在去面䵟上。今據御覽正。不老不御覽作能乾地

黃乾字御覽無。醫心方作干。**昌蒲**昌原作菖。俗字。今據醫心方本草和名香藥鈔藥種鈔。皇國古籍多作昌。蒲香藥鈔藥種鈔長生療養方作蒲。案六朝俗字蒲作蒲。又作蒲。下皆放此。**明耳目**此三字御覽在不忘上。**遠志棘菀**菀原作菀。御覽作宛。本草和名作苑。並別字。今據爾雅釋文香藥鈔背記引異本正。棘香藥鈔背記引異本作蕀。俗字。**要繞**要原作葽。俗字。今據本草和名御覽爾雅釋文正。**智慧**香藥鈔藥種鈔長生療養方竝作慧智。**不老**御覽老作忘。**葉名小草**小頓醫鈔作少。此一句原在一名之上。今據御覽載末文。案胡麻葉名青蘘。亦在主治文末。與此同例。**澤舄**舄原作瀉。別字。香字鈔引本草鈔作蔦。俗字。伊呂波字類鈔類聚名義鈔竝同。今據醫心方古鈔和名類聚鈔香藥鈔引本草鈔正。本草和名作蕮。然醫心方諸藥和名篇作舄。李唐遺卷皆不作瀉。**水舄**舄原作瀉。別字。本草和名作寫。俗字。今據爾雅釋文正。**鵠瀉**本草和名爾雅釋文香字鈔竝不載此名。可疑。**能行**能香字鈔作步。**署豫**署原作薯蕷。醫心方眞本千金作署預。案從艸俗字。豫預古今字。

今據御覽正。本草和名作署蕷。然醫心方諸藥和名篇作署預。李唐遺卷多作署預。**補虛**御覽無補字**除寒熱邪氣**御覽作除邪氣寒熱。在長肌肉下。藝文類聚亦長肌肉下有除邪氣三字。**輕身**此二字御覽在耳目聰明上。藝文類聚同。**不飢**飢政和本作饑。今據大全本頓醫鈔正。**菊華**

頭頭政和本無一頭字。今據大全本。**人參人銜**銜香藥鈔作銜。俗字。本草和名作衔。香藥鈔背記同。藥種鈔作衔。頓醫鈔作衔。未知何是。**定魂魄**定字御覽在精神上。**止驚悸**御覽無悸字**除邪氣**御覽無氣字。在止驚上。**石斛**斛和名類聚鈔作蔛。俗字。**除痹**此二字御覽在久服下。**虛勞**此二字御覽在下氣下。**強陰**此二字御覽在腸胃下。**厚腸**御覽無厚字**輕身**以下四字御覽無**石龍芮**芮醫心方本草和名和名類聚鈔作芮。俗字。御覽作地椹一名石龍芮一名食果能。**魯果能**魯御覽作食**味苦平**頓醫鈔作小辛苦**石**

龍芻龍須須原作鬚。俗字。今據本草和名正。**續斷**原作草續斷。今據本草和名御覽刪正。此下政和本有一名龍朱四字。今據大全本爲黑字刪正。落石落原作絡。今據醫心方眞本千金本草和名。御覽正。石鮫御覽作鮫石。蓋陶氏舊面。好顏御覽無顏字王不留行苦平平原黑字。今據御覽爲白字。耐老耐御覽作能。凡耐老之字。大抵新修御覽共作能老。而又有間不然。今不能攷定之。故姑據證類一作耐老。下放此。增壽此二字御覽無景天愼火此名本草和名列在一名鼂末。御覽無此名。案此名恐黑字。味苦此下大全本有酸字。今據政和本刪輕身此二字御覽在明目下龍膽陵游本草和名作凌淤牛膝苦平政和本作苦酸。以平爲黑字。今據大全本以酸爲黑字。據通例以平爲白字。御覽作苦辛。辛亦平訛。寒溼寒上御覽有傷字耐老耐御覽作能杜仲除陰新修無除字。恐係誤脫。耐老耐新修作能乾漆耐老耐新修作能卷柏柏大全本作栢。俗字。今據政和本。細辛小辛小御覽作少久服此二字原在明目上。今據御覽正。獨活此二字政和本黑字。誤。今據大全本。**苦平**苦下政和本有甘字。今據大全本爲黑字。及御覽删正。**升麻**此條原黑字。案御覽引本草經有升麻條。其文載證類之半及一名。是全白字原文。故今據御覽自證類黑字中。分析拔出。以復舊觀。說具于攷注中。**周麻**御覽作周升麻**解百**解御覽作辟**殺百精老物**御覽無精字物字**温疫**疫御覽作疾**鄣邪**原作鄣氣邪氣。今據御覽正。唯御覽邪誤作稚。**蠱毒**御覽作毒蠱**茈胡**胡御覽作葫。俗字。**地熏**熏原作薰。俗字。今據御覽正。御覽作重。是熏誤壞耳。**腸胃中**腸上御覽有祛字。無中字。**房葵**房原作防。今據本草和名御覽正。李唐遺卷多作房。**黎蓋**黎御覽作犁**著實**著原作蓍。今據醫心方正。案蓍實古來未聞用之者。蘇敬偶覩著誤作蓍之本。遂定爲蓍實。木部別造楮實條。以爲黑字之物。半割此條文。參互錯綜。其文或有與此條相同。是木部楮實條。全係蘇敬之手製新增也。且以此條墨字文及陶注移于彼。故此無別錄主治及陶注。其妄斷杜撰。可笑之甚也。楮字與構。或從艸冠作著。故誤寫作蓍。遂及此弊也。今據蘇敬注。以本條爲

著實陶注蘇注皆作著字御覽作著實文體悉與證類同即宋臣所編入文非修文殿御覽舊語也詳開于攷注中

陰痿水腫 今以草部此條與木部楮實條參校則多此一句其餘悉同文也又考此條文有益氣聰慧之語絕無主治之文然則蘇敬以此條主治移于彼條遂至今此條無主治之文今審訂以此一句爲白字置于此

明目 此二字長生療養方在充肌上

酸棗氣聚 新修無聚字

安五藏 新修無五字

槐實 實醫心方眞本千金作子

枸杞 枸醫心方長生療養方作椈與本草和名異

杞根 杞香藥鈔作枸

苟忌 苟原作枸今據新修正御覽無此一名

久服 御覽作服之

耐老 原作不老然新修作能老御覽作耐老不字恐非今依通例據御覽作耐老說具于王不留行下

橘柚瘕熱逆 醫心方瘕上有癥字千金熱作滿新修無逆字

久服 醫心作久食

去臭 臭上千金有口字

奄閭子 奄閭原作菴藺俗字本草和名作菴蘆醫心方作菴閭長生療養方作奄藺今據御覽正御覽無子字

生川谷 川原作山今據御覽正

延年 此二

字御覽無。薏苡子子原作仁。千金長生療養方作人。今據本草和名正。解蠡蠡本草和名作蚤。俗字。微寒千金作溫一字。筋急千金無急字。風溼風上千金有久字。益氣氣千金作力。其根根上千金有生字。車前子子御覽作實。甘寒此下政和本有無毒二字。今據大全本爲黑字刪正。輕身耐老輕上爾雅釋文有令人二字。輕身作身輕。耐作不。蛇牀子牀政和本作床。俗字。今據大全本。一名蛇粟此四字政和本黑字。今據大全本。味苦此下大全本有辛甘二字。今據政和本。茵陳蒿陳原作蔯。今據本草和名正。御覽作因塵。無蒿字。又引吳氏同。苦平御覽無平字。誤。案此條及白膠冬葵子貝母竹葉鹿茸大戟五加豚卵腐婢十條。原無生山谷等語。竝是係傳寫誤脫。今無他書可攷。姑從蓋闕之例。熱結御覽無熱字。耐老耐御覽作能。兔絲子兔原作菟。俗字。今據醫心方正。絲醫心方作糸。俗字。諸藥和名篇亦然。生山谷山谷原作川澤。今據御覽正。御覽引吳氏本草亦作山谷。面䵟䵟長生療養方作點

白莫莫原作英。今據本草和名正。李唐遺卷無作白英者。御覽作檠菜。一名白英。全係宋校。穀
菜穀御覽作檠俗字白蒿味甘甘千金作苦辛二字治五治千金作養。且多脫節。
肉縱容縱容原作蓯蓉。俗字。今據本草和名正。熱痛御覽無痛字地膚子
本草和名無子字。然醫心方諸藥和名篇有之。故今置不削。地葵葵御覽作蔡。誤。析蓂子
析原作菥。今據醫心方正。本草和名作菥蓂。茺蔚子一名大札此四字爾雅釋文在
益母下木香辛溫溫原黑字。今據御覽正。爲白字。魘寐寐香藥鈔作寤。誤。蒺
藜子藜長生療養方作莉。御覽爾雅釋文無子字。旁通旁御覽作傍。又一名次弟大錯倒。且有一
名水香。無屈人豺羽名。豺羽豺原作犲。俗字。今據爾雅釋文正。外推推御覽作雅天
名精小蟲以下十二字政和本黑字。今據大全本。香蒲蒲醫心方作蒱。俗字。雎本草
和名作睢。從目。非是。雎下御覽有蒲字。耐老耐御覽香藥鈔香字鈔作能蘭草御覽作草

蘭誤。雲實腸澼御覽作脹澼徐長卿疫疾御覽作疾疫溫瘧御覽作溫鬼

營實牆薇牆原作墻。俗字。今正。下同。和名類聚鈔作薔。牛棘棘御覽作膝

旋華筋根華筋御覽作葥。本草和名作葥。菈俗字。御覽無華字。黑色媚好黑下御覽有令人二字。媚好作悅澤。

其根味辛御覽無其味辛三字。是。白兔藿兔本草和名作菟。俗字。然醫心方諸藥和名篇作兔。

青蘘此條原在米穀上品中。今據蘇敬之言入草上品末。

堅筋新修誤脫堅字不飢此二字穀類鈔無蔓荊實眞本千金無蔓字生山谷原此語在牡荊條。而蔓荊條無出處。可證古同條也。耐老耐新修作能秦椒長髮原無長字。今據新修增正。顏色新修無顏字耐老耐新修作能女貞實本草和名無實字。然新修有。今不刪。但新修卷首目次中無實字。五藏新修無五字

桑上寄生一名宛童四字大全本黑字。今據政和本。長鬚眉原無長字。今據新修增正。

薤核

目痛赤傷原作目赤痛傷。御覽無目字。今據新修正。辛夷辛矧矧御覽作引。侯
桃侯新修作喉。本草和名作候。寒熱新修無熱字。風頭腦痛新修風字疊。萬安方作頭
腦風三字。耐老耐新修作能。木蘭林蘭林香字鈔作松。誤。身有原無有字。今據新
新修增正。有香藥鈔香要鈔作體。酒皷新修作皷酒。誤。癩疾癩原作癲。今據新修香藥鈔香要鈔
香字鈔正。明目明下原有耳字。今據新修刪正。龍骨生川谷川御覽作山。龍齒
原無龍字。今據醫心方新修增正。治小兒小上新修有療字。牛黃驚癇御覽無癇
字。牛角鰓此以下文。原在獸中品中。案依牛角鰓下隱居之語。則陶氏以前本蓋牛黃下牛角鰓髓
及膽相接為一條。隱居始分析為二條也。故牛黃下無久服文。牛角鰓下無氣味文。白黑二本。共合此二條而
始復全文。今據正。疼痛新修無此二字。女子子新修作人。下血新修下字疊。麝
香此條政和本黑字。今據大全本。惡氣御覽氣字無。精物御覽物字無。蠱毒蠱香藥鈔

香字鈔作蠱魘寐魘新修香藥鈔香字鈔作厭寐香字鈔作寤誤。髮髮髮原作髲今據新修正。不得得原作通利二字今據新修正。利水原無利字今據新修增正熊脂脂千金作肉。御覽蓺文類聚此下有一名熊白四字。微寒寒御覽蓺文類聚作溫治風治蓺文類聚作止五藏藏千金作緩若二字積聚積上千金有有字羸瘦此下千金有者其脂味甘微寒治法與肉同又去十四字皯皰千金作䵟黯石蜜石飴飴劉信甫圖注本草作胎氣諸以下五字御覽無千金諸字無諸不足此三字御覽無。諸上千金有治字。痛解痛上千金有腹字。解下有諸藥二字。除衆以下六字御覽無强志此二字御覽無不飢此二字御覽無不老不千金作耐蠟蜜原作蜜蠟今據醫心方眞本千金本草和名正。蠟醫心方作䗶本草和名作騰並俗字。白膠御覽無白字傷中傷香字鈔作湲羸瘦御覽無羸字血門此二字御覽無阿膠洒洒新修無一洒字丹雄雞千金有肉字。雞新修作鷄。下皆放此。

皇國古籍多作鷄。女子 子新修千金作人 白沃 沃萬安方作帶下二字 毒辟 新修脫辟字。毒上千金有惡字。無辟以下三字。殺氣 此下大全本有東門上者尤良六字。今據政和本爲黑字刪正。肪治 以下至遺溺。大全本黑字。今據政和本。雞腸 原無雞字。今據新修增正。裏黃皮 裏原作裏。今據新修正。此下大全本有微寒二字。今據政和本爲黑字刪正。矢白 矢原作屎。今據新修正。寒熱 新修無寒字。此下大全本有黑雌雞主風寒溼痹五緩六急安胎十四字。今據政和本爲黑字刪正。雞子 此下千金有黃字 瘡治瘑 原無治字。新修有療字。故今正作治。瘡上千金有灼爛二字。無瘑字。能肥䐗 原無能字。䐗作脂。今據新修正 鴈肪風擊 擊原作攣。御覽作緊。今據新修醫心方正。氣不通利 氣上千金有血字。御覽醫心方無利字。耐老 御覽作不能老。在輕身上。耐新修作能。老千金作暑。牡蠣 蠣醫心方作厲。古字。李唐遺卷多作厲。帶下 下下醫心方有血字。無帶字。鯉魚膽 本草和名無膽字。蓋係節略。青盲 青醫心方作清 蠡魚

蠡醫心方爾雅釋文作蠡俗字初學記作蠡醫心方作彖是蠡蠡誤壞失虫者鯛魚初學記無魚字甘
寒初學記無寒字溼痹初學記作除水氣三字目浮初學記作大一字下大水初學
記無此三字下上有及五痔三字蒲陶原作葡萄俗字藝文類聚作蒲萄千金作蒲桃萬安方作
葡萄今據新修醫心方正新修醫心方共蒲又作蒲本草和名同醫心方諸藥和名篇作蒲並俗字倍力
藝文類聚無此二字耐飢耐藝文類聚作少醫心方無此二字蓬虆虆原作藟今據新修醫心
方正邢昺爾雅疏作虆覆盆盆新修醫心方作瓮俗字本草和名同然醫心方諸藥和名篇作盆味
酸此下大全本有鹹字今據政和本有子子萬安方作力誤大棗大醫心方作乾甘
平平千金作辛誤養脾此下千金有氣字經平平上醫心方有脉字新修誤脫平字少津
津下原有液字今據新修醫心方刪正少上萬安方有治字千金無少字和百和上千金有可字久
服久初學記作九誤能出出上原有令字今據新修刪正藕實莖藕新修醫心方作藕

神農本草經攷異　十

或藕。然本草和名作藕。本草和名無莖字。蓋係節略。醫心方千金同。水芝丹千金無丹字甘平
甘平千金作苦甘。不知何其黑字。百疾疾千金萬安方作病雞頭實御覽無實字鴈
喙實御覽無喙字。千金無此名。治溼溼上醫心方有療字暴疾新修脫暴字精氣醫心
方無氣字志耳耳上原有令字。今據新修千金醫心方刪正。志下千金有意字白瓜子瓜新
修作菰。俗字。千金無白字。水芝水御覽作土。悅澤悅千金作光耐老耐新修作能
瓜蔕瓜新修作菰。俗字。蔕新修或作帶。誤。食諸食上原有及字。今據新修刪正。大全本食黑字。誤。
不消此二字原無。今據新修增正。冬葵子五癃五上千金有破字。癃作淋。莧
實實上千金有菜字青盲盲大全本黑字。非。除邪邪下千金有氣字苦菜苦
寒寒上千金有大字久服服千金作食耐老耐千金作能胡麻一名巨
勝此四字本草和名無。蓋係誤脫。穀類鈔同。五內內御覽作藏麻蕡辛平御覽作平

辛。誤。七傷此上原有五勞二字。今據新修御覽刪正。寒氣御覽無寒字。輕身此二字御覽在通神明上。麻子麻上千金有白字。此下原有氣味文。今據御覽刪正爲黑字。久服此二字原無。今據御覽穀類鈔增正。御覽資產部作令人。不老御覽資產部無此二字

卷中

雄黃苦平平下原有寒字。今據例刪正爲黑字。毒腫原無腫字。今據新修增正。鍊食鍊新修作練。雌黃此下御覽有石金二字。未詳其意。蝕鍊蝕原黑字今正。鍊新修作練。石鍾乳醫心方眞本千金無石字明目以下四字御覽在治欬逆上殷孽癥瘕新修無瘕字孔公孽傷食御覽無傷字邪結氣御覽無此二字石流黃流原作硫俗字。今據新修正。醫心方眞本千金無石字。酸溫御覽誤脫溫字生谷中谷上原有山字。今據御覽刪正以爲黑字。惡血香字鈔脫血字頭禿頭上原有骨除二字。今據新修香藥

鈔香要鈔香字鈔刪正.秃上香藥鈔有香字.葢秃之誤衍.能化化御覽作作銀銅新修作銅銀.然
香藥鈔香字鈔共如證類.則今本新修誤倒也.香要鈔脫銅字.御覽無銅以下三字.凝水石皮
中以下六字御覽無燒爤原無爤字.今據新修增正.水飲御覽無水字久服御覽無此
二字石膏味辛具平親王弘決外典鈔脫辛字逆氣御覽無氣字舌焦御覽無舌
字腹中新修無中字金創創原作瘡俗字.今據新修正.陽起石味鹹鹹御
覽作酸.又引吳氏本草曰神農扁鵲酸無毒.漏下破子漏上御覽有補足內孿四字.漏下二字在
無子上.無破子二字.癥瘕御覽無此二字陰陽痿原無陽字.今據新修御覽增正.御覽無痿字.陰
上頓醫鈔有易子二字.易葢男誤.合補合原作起.頓醫鈔作發.今據新修御覽正.御覽無補以下三字.
慈石慈原作磁.眞本千金作磁.千金翼方作礠.並俗字.今據新修醫心方正.理石三
蟲新修無三字長石辛寒御覽脫寒字寒厥厥新修作瘚正字去翳翳原

作醫。俗字。今據新修正。新修去作目。去三去原作下。今據新修正。膚青御覽作盧精。毒蛇毒原作及。今據新修正。鐵落鐵原鐵落鐵鐵精皆爲各條。依新修三種相接。鐵落爲本條其餘爲副品。今據正。耐痛耐新修作能。鐵精此下原有平字。係後人羼入。今據新修刪正。明目長生療養方作目明。當歸乾歸乾御覽作干。欬逆御覽無欬字。洗洗原無一洗字。今據千金翼方增正。煑飲煑下弘決外典鈔有汁字。防風惡風以下四字御覽無。疼痹痹御覽作痛。煩滿此二字御覽在風行上。秦艽艽醫心方作朻。同書諸藥和名篇作艽。眞本千金作膠。吳茱萸御覽無吳字。一名藙藙御覽作藙。新修作蔱。竝藙之異構。爾雅釋文作檄。開湊湊原作腠。俗字。今據新修御覽正。開御覽作間。根殺三蟲此下御覽有久服輕身四字。殺作去。黃芩腐腹腹原作腸。今據本草和名正。傳寫腹腸相誤者甚多。御覽作腸。既係宋校。血閉長生療養方無閉字。黃連連藝文類聚作蓮。俗字。五味味下原有子字今據醫心方眞本千金本草和名刪正 **決明** 明下原有子字今據醫心方本草和名刪正決眞本千金作茯俗字 **勺藥** 勺原作芍俗字今據醫心方正本草和名作芍然醫心方諸藥和名篇作勺矣 **苦平** 平御覽作辛誤 **疝瘕** 御覽無疝字 **桔梗胷脅** 脅長生療養方作腹 **幽幽** 御覽無此二字 **恐悸氣** 御覽無恐字氣字 **乾薑** 乾醫心方作干 **辛溫** 溫千金作熱 **胷滿** 胷下千金有中字 **止血** 止下千金有漏字 **芎藭** 藭醫心方作藭眞本千金作藭並俗字 **腦頭** 御覽作頭腦 **蘼蕪** 蘼原作蘪別字今據本草和名爾雅釋文正 **薇蕪** 薇爾雅釋文作微正字 **藁本** 藁醫心方作蒿正字 **麻黃生川谷** 原無此語今據御覽增正 **邪熱** 御覽作熱邪 **癥堅** 御覽無癥字 **葛根** 此及栝樓條元板以後大全本草誤脫 **諸毒** 御覽無諸字 **知母一名水浚** 爾雅釋文無此四字 **貝母辛平** 此下政和本有無毒二字今據大全本爲黑字刪正 **栝樓** 此下原有根字

今據醫心方眞本千金本草和名御覽刪正。

龍眼魄聰察 察原作明。無魄字。今據新修正。

厚朴生山谷 原無此語。今據御覽增正。 頭痛寒 此三字御覽無。 驚氣 驚下原有悸字。今據新修刪正。 三蟲 御覽三字無。 猪苓 猪御覽作豬。俗字。下猳猪矢同。苓御覽作零。正字。 猳猪矢 矢原作屎。俗字。今據本草和名御覽正。 蠱注 注御覽作蛀。 耐老 耐新修作能。御覽作能不二字。 竹葉苦平 苦新修作辛。 筋急 新修無急字。 下氣 新修脫下字。 痙痹 原無痹字。今據新修增正。 枳實熱結 原無熱字。今據新修增正。 玄參

產乳 御覽無產字。 餘疾 御覽無此二字。 續斷一名屬折 此四字本草和名列在一名鼠末。御覽無此名。然則此四字恐黑字也。 氣力 御覽無氣字。 山茱萸蜀棗 御覽作蜀酸棗。 味酸 御覽無此二字。 溼痹 溼上新修有溫字。恐溼誤衍。御覽無痹字。 桑根

白皮生山谷 新修無此語。 血病 新修脫病字。 腹痛 腹原作陰。今據新修正。

松蘿出風頭原無出字，風頭作頭風，今據新修正。白棘心腹新修無腹字
狗脊狗醫心方眞本千金作猗，俗字。百枝枝御覽作丈，恐支誤。腰背腰御覽作要關機
關御覽作闕周痺周御覽作風頗利御覽無頗字萆解解原作薢，俗字，今據醫心
方眞本千金本草和名正。通草通利御覽無通字令人御覽無此二字石韋
韋醫心方和名類聚鈔作葦，俗字，本草和名作韋，然醫心方諸藥和名篇作葦。瞿麥瞿眞本千金作
蘧。敗醬鹿腸腸本草和名作腹秦皮微寒長生療養方無微字風寒
御覽無寒字洗洗此御覽無此二字除熱長生療養方無熱字中青長生療養方無此二字
白膜御覽無此二字，長生療養方無白字。白芷女人人香字鈔二見作子，香藥鈔引異本
同。陰腫此下香藥鈔香字鈔二見有痛字侵目侵香字鈔引異本作使淚出淚香藥鈔
香字鈔二見作泣膚潤潤香字鈔引異本作納，誤，又無膚字。面脂香字鈔無面字，誤。杜

若杜蘅（蘅爾雅釋文作衡正字）精明目（此三字蓺文類聚作氣一字）櫱木（長生療養方作黃櫱）結氣（原無氣字今據新修增正）陰陽（陽原作傷今據新修及萬曆本正）枝子（枝原作梔古無梔字今據新修正蓺文類聚作支古字）一名木丹（此四字大全本黑字今據政和本）皰皷（以下九字大全本黑字今據政和本）合歡甘平（甘御覽作甜）生川谷（川原作山今據新修御覽蓺文類聚正）和心志（和原作利今據新修御覽蓺文類聚正志御覽作氣弘決外典鈔作患誤）得所欲（此三字御覽蓺文類聚無）衛矛（矛本草和名作弟俗字）蠱注（御覽無此二字）紫威（威原作葳俗字今據御覽正）味酸（酸御覽作鹹）乳餘（乳上原有產字今據新修御覽刪正）瘕血閉（御覽無瘕字閉字）羸瘦（御覽無此二字）無夷（原作蕪荑俗字今據本草和名正然新修和名類聚鈔醫心方諸藥和名篇竝無作蕪）一名蕨蘠（此四字大全本黑字今據政和本蘠千金作蘠）辛平（平原黑字今據御覽爲白字新修脫辛字）節

神農本草經

中[原無中字今據新修千金增正]行毒[行上原有溫字今據新修刪正]化食[化上千金有能字化下有宿字食下有不消二字]紫草 紫芙[芙本草和名作茇俗字御覽別有地血一名]紫菀[菀本草和名作苑別字]白鮮[鮮千金翼方作蘚俗字]頭風[頭御覽作酒]薇銜[薇真本千金合和法篇作微正字銜原作蘅御覽作蘅蓝俗字今據醫心方真本千金正]麋銜[麋御覽作縻銜御覽作蘅俗字素問次注作衘即衘之俗體耳]枲耳[枲原作葈千金作蒼今據爾雅釋文正下胡枲同耳下原有實字千金作子今據醫心方真本千金本草和名和名類聚鈔爾雅釋文刪正]甘溫[甘上千金有苦字]周痹[千金無周字]拘攣[拘下千金有急字]惡肉[惡上千金有去字]茅根 蕳根[蕳原作蘭今據本草和名香藥鈔正]茄根[茄原作茹今據本草和名香藥鈔正]血血[香要鈔無一血字]酸漿[漿御覽作酢漿一名酸漿而脫酸漿之漿字]酢漿[酢原作醋今據本草和名御覽正]味酸[御覽無此二字]蠡實[蠡御覽及醫心方諸藥和名篇

（作蚤，俗字。御覽作豕首，一名劇草，一名蚤實，而無三堅之名。）劇草（劇本草和名作劇，誤。）王孫

寒痙（御覽無寒字）四肢（肢御覽作支，古字。）膝冷痛（御覽無此三字）爵牀（牀本草和名作床，俗字。）味鹹寒（此三字大全本黑字，今據政和本。）王瓜（瓜本草和名作菰，俗字。下同。）馬先蒿馬矢蒿（矢原作屎，俗字。今據本草和名正。）苦平（苦原黑字，今正爲白字。）帶下（帶大全本作滯。今據政和本。）蜀羊泉（本草和名曰隱居本草泉作全字。）

水蓱（蓱原作萍，今據本草和名正。）水華（華原作花，俗字。今據御覽藝文類聚初學記正。）味辛（味上藝文類聚復有一萍字）氣勝酒（此三字藝文類聚初學記無）長鬚（長藝文類聚作鳥。鬚御覽初學記長生療養方作鬢。）止消渴（此三字御覽藝文類聚初學記無）

海藻一名落首（千金無此一名）氣頸下核（氣上千金有結字。氣下有散字。核上有鞕字。頸上御覽有著字。無核字。）破散（以下十字千金無。破上有痛者二字。）氣癰腫（御覽無氣字。癰上萬安方有治

字。癰下有疽字。腫下有毒字。腹中千金作腸內下鳴鳴上千金有雷字假蘇鼠

蓂蓂本草和名作蕢結聚結上原有破字。今據新修刪正。破散之原無此三字。今據新修增

正。除淫新修無除字犀角御覽作犀牛角生川谷川原作山。今據新修正。鄣

氣鄣原作瘴。今據新修正。零羊角零原作羚。御覽作靈。今據醫心方新修正。魘寐魘御

覽作猒。蓋是猒壞字。猒魘正俗字。久服以下七字政和本黑字。今據大全本。羖羊角味

鹹鹹千金作酸氣力原無力字。今據新修增正。白馬莖脈絕新修誤脫脈字瘧

疾政和本此下有當殺用之四字。今據大全本爲黑字刪正。新修殺作煞。而四字夾注分書。下文蝟皮露蜂

房桑螵蛸螻蛄蟯蜋貝子等條亦有如此文。共屬同例。然無確證。姑存其疑耳。癇瘈癇原作邪。今據新修

正。不祥祥政和本作詳。誤牡狗陰莖醫心方眞本千金無牡莖二字。千金無牡字。

味鹹鹹千金作酸生平澤原無此語。今據新修增正。陰痿陰上千金有丈夫二字膽

明目此語大全本黒字今據政和本鹿茸甘温醫心方無温字肉治肉上醫心方眞
本千金有鹿字是惡氣新修無此二字伏翼生川谷此三字大全本白字蓋此僅存
舊面者也石龍子醫心方眞本千金合和法篇作蜥蜴露蜂房醫心方無露字蜂
蜴蜴原作腸今據本草和名正之良長生療養方無良字蚱蟬鹹寒寒大全本黒字
今據政和本生楊柳上此四字證類白字蓋亦舊面之偶存者也白彊蠶彊原作殭
俗字今據眞本千金醫心方諸藥和名篇正醫心方藥不入湯酒法篇作強本草和名作彊別字鹹平
平原黒字今據例增正陰瘍瘍原誤瘍今正蜚廉廉原作蠊俗字今據醫心方御覽正鹹
寒御覽無寒字生川澤川御覽作山瘕堅以下四字御覽作逐下血三字咽痹痹政
和本作閉今據大全本圖注正御覽無咽字䗪蟲䗪眞本千金作蟅正體地鼈鼈本草和
名作鱉俗訛字蠐螬蟦蠐蟦本草和名作蟥誤蠐御覽作齊古字血瘀瘀御覽無瘀字

蛞蝓蛞御覽作螔。正字。陵蠡蠡本草和名作蚕。俗字。此名御覽在氣味下。水蛭

惡血惡上原有逐字。今據御覽刪正。血月御覽作結水。血瘕御覽作凝一字。聚無子

御覽無此三字海蛤生池澤原無此語。今據御覽增正。喘息喘上醫心方有空一字。御

覽醫心方無息字。煩滿御覽無滿字文蛤以下原別條。今據御覽及陶注所說而接此。以復舊

觀。惡瘡蝕惡上御覽有際陰蝕三字。瘡作創。正字。無蝕字。龜甲瘧五痔此三字大

全本黑字。今據政和本。鼈甲鼈醫心方本草和名作鱉鱓魚甲鱓原作鮀。別字。醫心

方本草和名作鱓。今據正。眞本千金作鼉。醫心方無魚字。烏賊魚骨本草和名無骨字白

經醫心方作經白寒熱此下藝文類聚有驚氣二字無子此下政和本有寒腫令三字。今據大

全本爲黑字刪正。蟹醫心方作蠏。俗字。此下千金有殼字。鹹寒寒大全本黑字。今據政和本。鹹

千金作酸。氣熱醫心方作熱氣。熱下千金有宿字。無氣字。敗漆敗千金作散。敗上萬安方有又與二

字。漆下有器合二字。**梅實** 蕤文類聚引本草曰。梅核。能益氣不飢。**心肢** 心下千金有止字。肢醫心方新修作支。**蔘實中耐** 耐醫心方作能。中下千金有解肌二字。**面目** 面上萬安方有治字。**浮腫癰瘍** 此四字大全本黑字。今據政和本。癰上千金有卻字。瘍作疽。**腸中** 腸新修作腹。**葸實味辛** 此下萬安方有平字。蕏辛誤衍。**生平澤** 此語原在蓶條。可證古二物同條也。今據正。**中作浴** 中原作可。無浴字。今據新修增正。**出汗** 出上千金有能字。汗下有治字。**目腫** 腫上千金有浮字。**蓶** 以下原別條。今據陶注所說而接此。此下原有味辛溫三字。而溫大全本白字。今據政和本爲黑字。刪正。惟味辛二字二本共爲白字。案白字中副品無氣味。固以其氣味性理相同本條。故爲副品。至黑字又載副品氣味也。因今刪正此二字而爲黑字。**創創** 原作瘡瘡。俗字。今據新修正。萬安方無一瘡字。**輕身** 此上千金有能生肌肉四字。**水蘇** 御覽作芥葅。一名水蘇。**微溫** 新修無微字。**下氣** 以下七字政和本黑字。今據大全本。**惡氣** 氣政和本黑字。今據大全本。

神農本草經攷異

耐老耐新修作能。大豆黃卷黃上醫心方有及字。溼痹溼上千金有久風二字。

生大豆此三字政和本黑字。今據大全本。癰腫萬安方作疽。飲汁原作汁飲。御覽作汁飲之。今據新修正。止痛止新修作心。誤。赤小豆原大豆黃卷生大豆赤小豆各爲別條。今據陶注所說。以接此矣。下水此下千金有腫字。癰腫膿千金無癰腫二字。御覽無膿字。

卷下

青琅玕琅新修醫心方作瑯。同書諸藥和名篇同。然本草和名作琅。石珠珠御覽作珠圭。

礜石礜醫心方頓醫鈔作礜。味辛大熱新修脫味字。御覽無大熱二字。邪氣除熱此四字政和本黑字。今據大全本。熱下御覽有氣字。鹵鹹鹹御覽飲食部作塩。誤。生池澤此語原在大鹽下。可證古同條也。今因置此。吐下原無吐字。今據新修增正。戎鹽鹵鹹戎鹽大鹽原各別條。今據御覽及陶注所說正。今接此條而爲副品。以復朱字之舊面。目痛御覽無此二字。堅肌骨堅大全本作緊。今據政和本千金翼方正。新修作監誤。御覽無此三字。毒蠱蠱新修御覽作蟲白惡惡原作堊。今據新修醫心方長生療養方正。案古本草必不作堊。說具攷注中。陰腫以下七字政和本黑字。今據大全本。鉛丹欬逆欬原作吐。今據新修正。鍊化鍊新修作練通神明御覽作成仙二字粉錫解錫解御覽作鮮生山谷此語原在錫鏡鼻下。可證古同條也。今因移于此。錫鏡鼻以下原別條。今據陶注合接此條。癥瘕新修作瘦一字。案瘦蓋瘕誤。伏腸腸新修作腹石灰殺痔新修無殺字冬灰藜灰藜新修作蔾味辛新修脫味字大黃血閉御覽無血字水穀此下御覽有道字化食御覽脫化字安和御覽無和字。以下四字御覽在推陳上。蜀椒椒眞本千金作樧辛溫溫千金作大熱二字欬逆千金無此二字逐骨節逐上千金有下氣二字。無骨節二字。死肌寒死上千金有中寒冷去四字。無寒字。莽草腫乳癰御覽無腫字癰字。除結御覽無除字。蟲疽瘡原無此三字。今據新修增正。御覽作疽瘡二字。無蟲字。殺蟲魚此三字御覽無。郁核政和本作郁李仁。大全本仁作八。醫心方作郁子。今據新修御覽正。四肢肢新修醫心方作支。鼠李以下原別條。今據陶注接此。巴豆巴椒御覽作菽。温瘧此二字御覽在傷寒上。寒熱御覽脫寒字。破癥癥御覽作癖。結堅積聚聚字原在堅字上。今據新修正。御覽作結堅二字。無積聚二字。淡癖癖新修香藥鈔作澼。開通通香藥鈔作導。蠱毒原作毒蠱。今據新修正。香藥鈔藥種鈔作毒蟲。御覽無蠱字。注邪物御覽作邪注。無物字。蟲魚御覽無魚字。甘遂一名主田此四字證類在一名之最末。失次。本草和名在最初。腹滿腹御覽作脹。留飲留上御覽有除字。亭歷原作葶藶。俗字。今據醫心方本草和名和名類聚鈔正。大戟印鉅印原作卬。別字。今據爾雅釋文正。腹滿腹大全本作腫。今據政和本。芫華一名去水本草和名無此四字。殺

蟲魚御覽無魚字　蘪華破積大全本誤疊破字　旋復華邢昺爾雅疏無華生川谷川上原有池澤二字。案池澤二字恐從旋華條錯入在此。旋華一名金沸。亦自此條錯出在彼。互相誤。今因刪正。　鉤吻野葛野醫心方作冶蠱毒此二字御覽在鬼注上　鬼臼辛温此下大全本有微温二字。今據政和本爲黑字刪正。　萹蓄千金作萹竹葉。御覽別有一名萹竹之語。　商陸商邢昺爾雅疏作蒚。俗訛字。　募根募政和本作葛。俗字。今據大全本。邢昺爾雅疏作薚。　夜呼呼御覽作乎　女青雀瓢瓢御覽作翲　生山谷原無此語。今據御覽增正。　惡氣此二字御覽無　天雄白幕幕藥種鈔作暮　筋骨筋大全本作節。今據政和本千金翼方正。　烏頭奚毒奚御覽作葉　即子即御覽作煎正字。無子字。　烏喙喙香藥鈔藥種鈔作啄。此名御覽在奚毒上。　生山谷山御覽作川　中風惡風御覽作風中惡三字。無下風字。　洗洗洗大全本作洗法。誤。御覽藥鈔藥種鈔無一洗字。　出汗汗御覽香

神農本草經　卷…　大

藥鈔作汁誤。附子温中以下四字御覽在痛字下。血瘕血大全本黑字。今據政和本。

踒躄御覽作痿躃。攣膝膝上御覽有不起二字。且攣作緩。膝作疼。條末有爲百藥之長五字。

羊躑躅躑醫心方作躡。同書諸藥和名篇同。然本草和名反作躅。皮膚長生療養方無膚字。諸

痹諸御覽作溼。而在惡毒上。茵芋茵本草和名和名類聚鈔作茵。俗字。射干烏蒲

蒲本草和名御覽作蒱。鳶尾鳶本草和名作鳶。俗字。去水去大全本作大。誤。皂

莢皂眞本千金作莨。俗字。味辛此下原有鹹字。今據例刪正。以爲黑字。下水原無此二字。今

據新修增正。鬼精原無鬼字。今據新修增正。練實練原作楝。俗字。今據醫心方眞本千金新

修正。瘍利以下六字大全本黑字。今據政和本。栁華栁絮藝文類聚脫絮字。生川

澤此語大全本白字。蓋舊樣之僅存也。桐葉三蟲新修無三字。肥大此下原有飼猪

二字。今據新修刪正。梓白皮華葉原無華字。今據新修增正。肥大此上原有飼猪二字。

今據新修删正。易養原無此二字。今據新修增正。恒山恒原作常。蓋宋人避諱所改。今據醫
心方眞本千金本草和名御覽和名類聚鈔正。互草互御覽作玄寒熱熱此三字御覽無淡
結御覽無淡字蜀漆此下本草和名有葉字。案御覽引吳氏有葉字。則葉一字黑字所添。而宋
以後再叉脫卻也。瘧及瘧御覽作瘖腹中御覽無中字靑葙此下原有子字。今據
本草和名删正。脣口脣原作脣。別字。今正。半夏一名地文一名水玉此八
字政和本黑字。今據大全本。此兩名證類在黑字一名守田下。失次。本草和名在最初。御覽脫下一名二字。
款冬款原作欵。俗訛字。今據爾雅釋文正。冬下原有花字。今據醫心方眞本千金本草和名御覽蓺
文類聚爾雅釋文和名類聚鈔千金翼方删正。槖吾吾御覽作石顆東東政和本作凍。爾雅釋文
同。今據大全本本草和名正。御覽蓺文類聚作冬。虎須須原作鬚。俗字。今據龍須例正。本草和名異本
和名類聚鈔作鬢。頓醫鈔作髮。並誤。菟奚蓺文類聚菟作兔。正字。奚作爰誤。牡丹鹿韭

本草和名和名類聚鈔作韮 寒熱此下御覽有癥傷二字 瘈瘲痓此三字御覽無 癇邪
氣御覽無癇字氣字 防已解離御覽作石解 巴戟天不起起上頓醫
鈔有發字 石南草原無草字。今據醫心方眞本千金新修和名類聚鈔正。南和名類聚鈔作楠。
味辛平平政和本黑字。今據大全本。辛下原有苦字。今據新修删正。爲黑字。新修苦字在平下。是古本
舊面。可以證苦之黑字也。證類所載。經後人羼改。大誤。 女菀洗洗大全本作洗法。誤。
地楡微寒御覽無微字 帶下此下千金翼方有十二二字 止汗此下御覽有氣字
五加加醫心方眞本千金新修作茄。俗字。加下原有皮字。今據醫心方眞本千金新修删正。 豺
漆豺原作犲。俗字。今正。 不能不新修作立 澤蘭龍棗棗御覽作來。誤。香字鈔脫此一
名。 味苦御覽無苦字 生池澤原無此語。今據御覽增正。 內衄御覽無內字。衄下有血字。
餘疾疾香藥鈔香字鈔作痛。誤。 金創創原作瘡。俗字。今據香藥鈔香字鈔正。 膿血原無血字。

今據香藥鈔香字鈔增正。**黃環陵泉**陵原作凌，今據新修本草正。御覽作凌，既經宋校，**苦平**御覽無平字**蠱毒**蠱御覽作蟲**鬼注**御覽無此二字**在藏**以下四字御覽無

紫參味苦此下原有辛字，今據御覽刪正。爲黑字，御覽脫味字。**利大小便**此四字御覽在通九竅上，無小字，條末有治牛病三字。**藋菌長蟲**蟲大全本作患，誤。**連翹蕳華**蕳原作蘭，今據本草和名正。**一名軹**此三字爾雅釋文在巽翹下，蓋古本舊次也。**三廉**此下和名類聚鈔有草字，誤。**白頭公**公原作翁，今據本草和名和名類聚鈔伊呂波字類鈔正。李唐遺卷無一作翁者。**胡王使者**王本草和名作主，誤。**無毒**御覽亦有此二字，說具于拙序中。無長生療養方作有。**生川谷**川原作山，今據御覽正。**瘻氣**此二字御覽在溫瘧上

貫衆衆長生療養方作首**一名百頭**此四字御覽在貫節下**扁苻**扁邢昺爾雅疏作萹苻，御覽作符。**狼牙**原作牙子，一名狼牙，今據御覽作狼牙，一名牙子。醫心方眞本千金合和法篇

和名類聚鈔並作狼牙.**味苦**此下大全本有酸字.今據政和本爲黑字刪正.御覽無苦字.**熱氣**御覽香字鈔無此二字**瘙惡**以下四字御覽無.瘙上香字鈔有瘡字.**去白蟲**此三字御覽在疥字上

藜蘆藜醫心方眞本千金合和法篇本草和名御覽和名類聚鈔作藜政和本目錄作莉.並俗體也.**閭茹**閭原作藺.俗字.今據御覽正.**味辛**此下大全本有酸字.今據政和本爲黑字及御覽刪正.**殺疥**殺上御覽有仍字**除大**大御覽作太**羊桃一名鬼**以下八字大全本黑字.今據政和本.**羊腸**腸本草和名作服**羊蹄**此條御覽兩引.而一引以鬼目爲正名.以羊蹄爲一名.**頭禿**長生療養方作瀝瘍**瘙除熱女**瘙長生療養方作癬.除御覽作陰.醫心方無熱字.女御覽作無.**陰蝕**此二字御覽無

白斂斂大全本作歛.別字.今據政和本.本草和名和名類聚鈔作蘝.醫心方別本和名類聚鈔作蘞.並俗字.**白及**及眞本千金本草和名作芨.俗字.**苦平**平御覽作辛**敗疽**大全本脫疽字**胃中**胃長生療養方作胃**蛇全**

全政和本作合，誤。**蛇銜**銜原作衛，俗字，今據醫心方眞本千金本草和名正。**雷丸膏摩**原作摩膏，除三字。今據新修刪正。**溲疏身皮**長生療養方無身字。**藥實根絕**

傷新修作傷絕**飛廉**飛醫心方作蜚，廉下和名類聚鈔有草字。**一名飛輕**此四字政和本黑字，今據大全本。此四字證類在黑字伏豬下，失次，本草和名在一名最初，可從。**淫羊藿**藿御覽作霍**剛前**剛御覽作蜀**痿絕**痿香字鈔作萎。御覽無絕字。**莖中**莖上御覽有中除二字，無中字，且除字以下至利小便，在強志下。**氣力**御覽無力字**莨蓎子**蓎原作菪。今據本草和名和名類聚鈔醫心方諸藥和名名義鈔伊呂波字類鈔正。本草和名和名類聚鈔無子字。然醫心方諸藥和名薚類聚名義鈔有子字。伊呂波字類鈔並載二名。一無子字。一有子字。案當時本草和名有二本。故有如此異同與。**橫唐**此名證類在一名最初，本草和名在黑字行唐下。**欒華**

泣出泣原作淚，今據新修正。**蔓椒疼痛**原無痛字，今據新修增正。**四肢**肢新修作

戈　烏韭　韭原作韮，俗字，今正。　蚤休螫休　螫原作蚩，本草和名作螫，即螫俗體，證類引日華子亦作螫休，今據正。　石長生丹草　丹下御覽有沙字　大熱辟鬼　御覽大作火，鬼作惡。不祥　此下御覽有鬼毒二字　姑活耐老　耐新修作能　別羇

四肢　肢新修作支　石下長卿生池澤　池澤下原有山谷二字，案山谷二字恐從徐長卿條錯入在此。一名徐長卿亦是可疑，今因刪正。　翹根　翹原作蘒，今據御覽正。　甘寒　甘御覽作苦，無寒字。寒下原有平字，今據例刪正，以爲黑字。　耐老　耐新修御覽作能　屈草

此下御覽有實根二字　胷脅　胷新修作匋。正字。匋即匈俗體。　腸間　腸原作腰，御覽作腹，今據新修正。　寒熱　熱御覽無熱字　益氣耐　益上御覽有補字，無氣字，耐新修御覽作能。　淮木

百歲城中木　新修脫城字　虛羸　御覽引吳氏，載此條全文作羸虗。　六畜毛

蹄甲　此條大全本黑字，且無甲字，今據政和本。　生平谷　此三字原在鼺鼠下，可證古同條也。今因

置于此。鬼注新修無注字瘂癲疾原作癲瘂二字。今據新修增正。駱駝駝新修和名類聚鈔作驝。俗字。鼺鼠此以下原別條。今據陶注所說合此條。鼺新修目錄作鸓。正字。生乳易生乳原作産。今據新修正。麋脂寒風千金寒下有熱字。風下有寒字。四肢肢新修作支豚卵豚千金作㹠。下同。驚癇此下千金有除陰莖中痛五字。癲疾千金無此二字。鬼注注千金作氣。猪懸蹄原無猪字。今據新修增正。千金作大猪後脚懸蹄甲七字。伏腸伏下原有熱在二字。今據新修删正。千金作伏熱在腹中五字。燕矢燕原作鷰。新修作鷰。竝俗字。今正。矢原作屎。俗字。今據本草和名正。天鼠矢矢原作屎。今據醫心方本草和名正。千金翼方列在伏翼後。一名鼠姑姑原作法。今據本草和名正。以下八字大全本黑字。今據政和本。石蠶御覽作沙蝨一名石蠶沙蝨御覽引吳氏作沙蜂蛇蛻此下本草和名有皮字。蛻眞本千金醫心方諸藥和名篇作脫。蛇符符本草和名作苻吳公原作蜈蚣。俗字。今據醫心方眞本千金本草和名正。蠮螉蠮醫心方作⿰虫燕。雀甕甕本草和名作⿱廱虫，醫心方諸藥和名篇作⿱雍虫，並俗字。躁舍躁本草和名作⿰虫參，伊呂波字類鈔作蟓。鼠婦蟠負政和本作負蟠。爾雅釋文同。大全本誤作負蟠。今據本草和名御覽正。伊威原作蛜蝛。今據本草和名御覽正。衣魚御覽作白魚。一名衣魚鹹温此下政和本有無毒二字。今據大全本爲黑字刪正。疝瘕瘕御覽作疵中風中上御覽有頭字強皆宐強大全本黑字。今據政和本。御覽作彊。正字。皆宐原作背起。誤。今據御覽正。白頸蚯蚓頸本草和名作頭。誤。螻蛄螻御覽作⿰虫留。俗字。惠姑原作蟪蛄。今據本草和名正。御覽無此名。螜本草和名作蟿。御覽作蟿。肉中刺御覽作刺在肉中四字。嗄噎噎御覽作咽除惡除御覽作愈螌蝥原作斑猫。醫心方本草和名御覽作班苗。並叚借字。今據眞本千金正。生川谷御覽脫川字地膽元青元原作蚖。本草和名作芫。今據醫心方眞本千金御覽及陶注所說正。此名御覽在氣味下。馬刀漏下漏上御覽有補中二字萬安方無漏字 寒熱寒上御覽有留字 杏核此下政和本有仁字大全本作人今據醫心方新修刪正 雷鳴此上千金有腸中二字 金創創原作瘡今據新修正

桃核此下政和本有仁字大全本作人今據新修刪正 治瘀治千金作破 血血醫心方新修無一血字宜從 好色色上原有顏字今據新修刪正 桃梟初學記藝文類聚作梟桃此下原有微溫二字而新修其二字反在精物下爲其黑字現然可見今據刪正 辟不不上原有邪惡二字今據新修刪正政和本無辟字今據大全本 苦瓠 四肢肢醫心方新修作支 水靳靳原作蘄今據新修正李唐遺籍皆作靳其作蘄者宋後謬寫也

神農本草經攷異

神農本草經　考異　二五

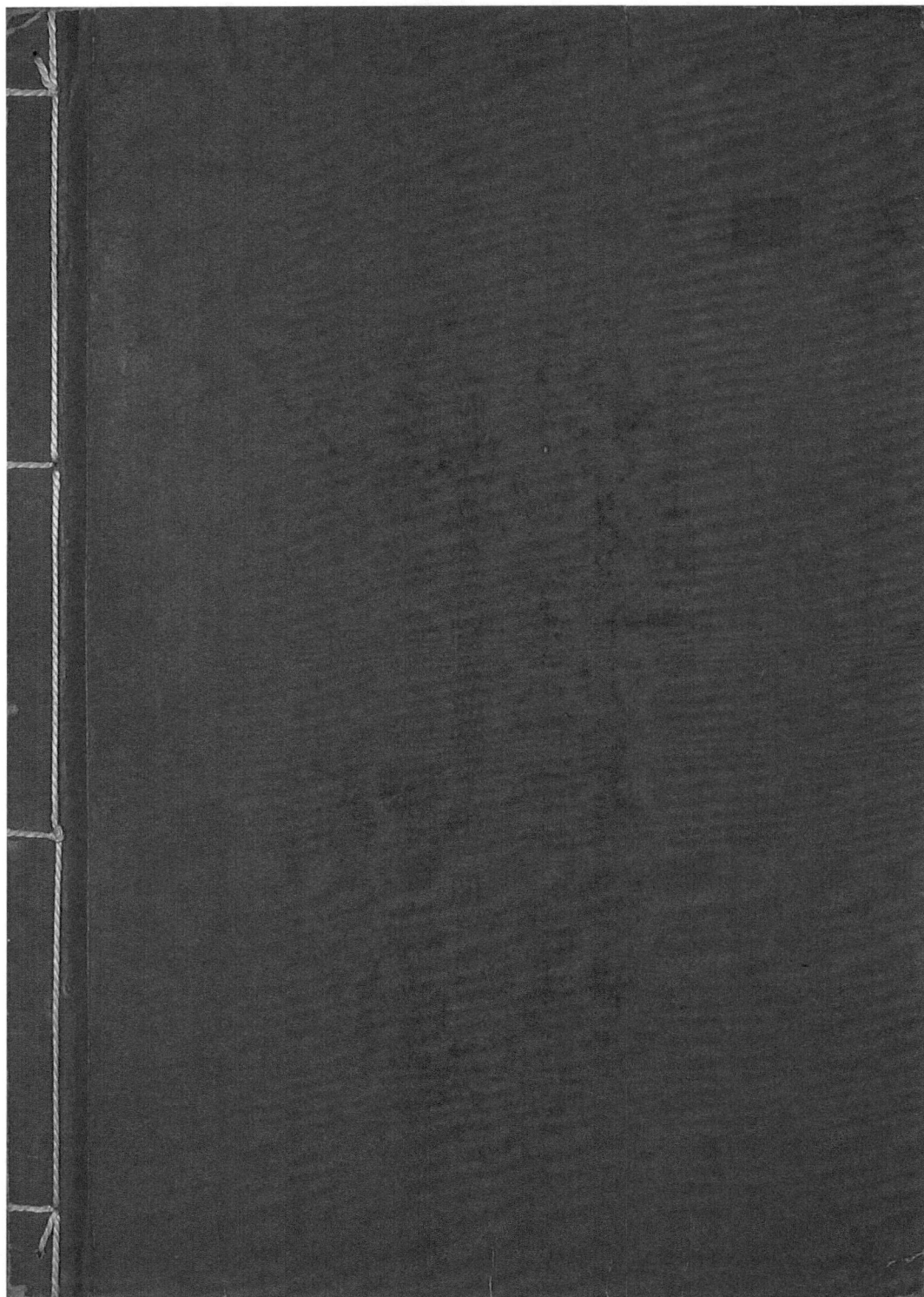

清光緒王闓運輯復本《神農本草經》

楊東方

提要

王闓運（一八三二—一九一六），原名開運，字壬秋、壬父，號湘綺，湖南湘潭人。清咸豐年間舉人。太平軍起義時，曾入曾國藩幕。後講學于四川、湖南、江西等地。光緒三十四年（一九〇八）授翰林院檢討，加侍講銜。辛亥革命後任清史館館長。經學治《詩》《禮》《春秋》，宗法《公羊》。著有《周易説》《湘綺樓詩文集》《湘綺樓日記》《春秋公羊傳箋》等。

光緒四年（一八七八）王闓運應四川總督丁寶楨之約赴川任職，光緒五年（一八七九）移居尊經書院，并開尊經書局。光緒十年（一八八四）完成了《神農本草》的輯復，見該年所撰叙。第二年即光緒十一年（一八八五）于尊經書院刊刻該本。該本首爲『本説』，實即『神農本草經序例』；次爲『叙』；再次爲『神農本草』上、中、下三卷。

諸家輯本基本上都依據《證類本草》白字，而王闓運本不同，他説：『今世所傳，唯嘉祐官本，尚有圈别，如陶朱、墨之异，而湘蜀均無其書，求之六年，嚴生始從長安得明翻本。其圈頗雜糅移奪，略依例正，而以藥品分卷。其言郡縣，皆合漢名，而以吴郡爲大吴。其藥有禹餘糧、王不留行，亦非周秦之文。其言鉛錫，正合《書》《禮》，而與魏晋後反异，然則出于仲景、元化同時無疑也。其藥無古名，更在

《爾雅》之後，蓋方家以今名改之。嘉祐本又大移改，前後悉不可復理，聊存粱以來之仿佛耳。』這裏所謂的『嚴生』即王闓運的弟子嚴遨（一八五五—一九一八）。嚴氏乃三代大鹽商，號稱巨富。嚴遨又喜收藏書籍，他能找到明翻刻《嘉祐本草》好像問題不大。但明代無翻刻《嘉祐本草》的記載，故范行準、馬繼興、尚志鈞等學者普遍質疑之。王闓運本價值也不免受到影響，但該本仍有其意義所在。

王闓運在叙中詳述了整理此書的原因：『余讀《爾雅·釋草》名類十不識八，因以爲其草亦皆藥品，欲求《本草》正之。』可見，王氏整理《神農本草》顯然是爲了解决閲讀《爾雅》時遇到的問題。但他對醫學的興趣也不容忽視。王闓運出身醫學世家，其子王代功《湘綺府君年譜》云：『家世名醫，以術治疾，貧者不取錢，且施以藥，名乃大起。』王闓運幼年患病甚重，祖母以藥餌之，得以痊愈。其子王代功《湘綺府君年譜》『道光十七年丁酉六歲』云：『是歲患病危篤，及愈，體羸弱，足不能過門限。曾祖妣保抱扶持，日以白术餌之，病始有瘳。』（熊治祁編《湖南人物年譜四》，湖南人民出版社，二〇一三年版，第四百八十一—四百八十二頁）

王闓運對醫學的興趣，特别是在尊經書局刊刻《神農本草》，對弟子們影響甚大。嚴遨收藏書籍以收藏醫書著稱，廖平説他『富藏書，于醫部尤詳，凡日本丹波《聿修堂叢書》，北宋《聖濟總録》，及明刻《醫統正脉》等籍，皆尋常不可多得之書……口讀手寫醫書數十巨帙，從俗之請，僅刻成《金匱》《傷寒方論》《本草逢原》《温病條辨》』。廖平所説的幾部醫書即清光緒三十四年（一九〇八）嚴遨編刻的《醫學初階》，子目：《本經逢原》四卷、《傷寒論淺注方論合編》六卷、《金匱要略淺注方論合編》十卷、《温病條辨》七卷。嚴遨『晚年欲續《醫統正脉》，擬其目録交式誨，屬其續刊』。（舒大剛，楊世文主編

《廖平全集十一》，《文學處士嚴君家傳》，上海古籍出版社，二〇一五年版，第七百零二頁）式誨，即其子嚴穀聲（一八八九—一九七六），後來嚴穀聲刊刻了《傷寒條辨》八卷，與其父刊刻的四種合爲《渭南嚴氏醫學叢書》。另外，嚴遨還將内侄祝味菊（一八八四—一九五一）培養成一代名醫。

王闓運的得意弟子廖平，既是經學大家，又是醫學大家，負責存古書局（前身即四川書局）時，刊刻了很多醫學書籍，大都收入《四譯館醫書》（《四譯館醫書》中的『四』疑『六』之訛）。《續修四庫全書總目提要》收録之：『《四譯館醫書》二十四種三十卷，四川存古書局刊本。清廖平撰……論醫則篤信古説，謂後人不考古書，錯誤相承，一一加以糾正。是書首列《黄帝内經明堂殘本》一卷，附考《楊上善内經太素篇目》《隋本靈樞楊氏太素注本目録》。次爲《楊氏太素診法補證》，凡《三部篇補證》一卷，《九候篇補證》一卷附《十二經動脉表》，《診絡篇補證》三卷附《病表》及《診絡名詞》，《診骨篇補證》一卷附劉中楨《中西骨格辨正》，《診筋篇補證》一卷，《診皮篇補證》一卷附《診皮名詞》及侄孫景濬《仲景診皮法》，《太素楊注人迎脉口診》二卷，《營衛運行楊注補證》一卷，《難經經釋補證》二卷，《内經平脉考》一卷，《仲景三部診法考》一卷，《脉經考證》一卷，《釋尺》一卷，《分方治宜篇》一卷，《傷寒總論》一卷附《太素内經傷寒補證》，《傷寒古本考》一卷，《傷寒雜病論古本》三卷，《傷寒諸家平議》凡八家不分卷，《桂枝湯講議》一卷，《巢氏病源補養宣導法》一卷，《丹波元簡脉學輯要評》一卷，《摘録丹波元堅藥法通義輯要》三卷附子宗澤《靈素五解篇》一卷。』（吴格，眭駿整理《續修四庫全書總目提要·叢書部》，國家圖書館出版社，二〇一〇年版，第九十五—九十六頁）廖平作爲著名學者，醫學造詣如此之深，跟章太炎多有相似。章太炎弟子章次公在給廖平弟子劉復（民叔）的信函中也把兩人并稱：『令師廖井研，醫學上之成就，視先師章太炎先生，亦屬一時瑜亮。』（李鼎《國學大師與中醫學——從章次公先生一篇手札談起》，《醫古文知識》，二〇〇三年第四期，第四頁）劉復（民叔）在王闓運《神農本草》的基礎上增輯《神農古本草經》并作序云：『爰遵古本，付諸剞劂，不改一字，不移一條，悉仍壬秋先生原刊之舊，并取孫、顧輯本，鈎考遺文，别附于三品之末，以備文質。』（劉復輯《神農古本草經》，中國古醫學會，一九四二年版，序第六頁）這體現了學術之傳承。

本書據任應秋先生所藏的光緒三十二年（一九〇六）善成堂本影印，前面附有任老增補的目録。任老曾問學于廖平，此次影印更具學術意義。

目錄

上品九部一百四十四種

玉石部一十八種

絡石藤　黃耆　防風　香蒲
蒺蔾子　肉蓯蓉　蒲黃　續斷
漏蘆　天名精　丹參　飛廉
營實　決明子　茜根　五味子
旋覆花　蛇牀子　景天　杜若
蘭草　地膚子　茵蔯蒿　沙參
白兔藿　石下長卿　薇銜　王不留行
徐長卿　石龍芻　雲實　姑活
屈草　牡桂　菌桂　松脂
槐實　枸杞　柏實　茯苓
榆皮　酸棗仁　蘗木　乾漆
五加皮　蔓荊實　辛夷　桑上寄生
杜仲　女貞實　木蘭　蕤核
龍骨　麝香　牛黃　熊脂
白膠　阿膠　丹雄雞　雁肪
石蜜　蜂子　蜜蠟　牡蠣

白冬葵子

龜甲 海蛤 蠡魚 藕實 大棗 蓬蘽
桑螵蛸 文蛤 鯉魚 橘柚 葡萄 雞頭實
胡麻 冬葵子 瓜蒂 苦菜 石硫黃 水銀
麻蕡 莧實 白瓜子 雄黃 雌黃 石膏
磁石 陽起石 鐵精 理石 苦參 麻黃
凝水石 孔公孽 鐵落 長石 當歸 通草
芍藥 瞿麥 秦艽 知母 白芷 黃芩
蠡實 玄參 百合 貝母 淫羊藿 白薇
狗脊 茅根 紫草 白鮮皮 紫參 石韋
石龍芮 紫菀 敗醬 酸醬 藁本 萆薢
水萍 地榆 澤蘭 款冬花 馬先蒿 女菀
王瓜 海藻 防己 牡丹 積雪草 秦椒
王孫 爵牀 淮木 竹葉 梔子 枳實
蜀羊泉 別羈 桑白皮 吳茱萸 蕪荑 秦皮
山茱萸 豬苓 衛矛 松蘿 鹿茸 羖羊角
紫葳 龍眼 合歡 白馬莖 牛角 狗莖

在下

在下

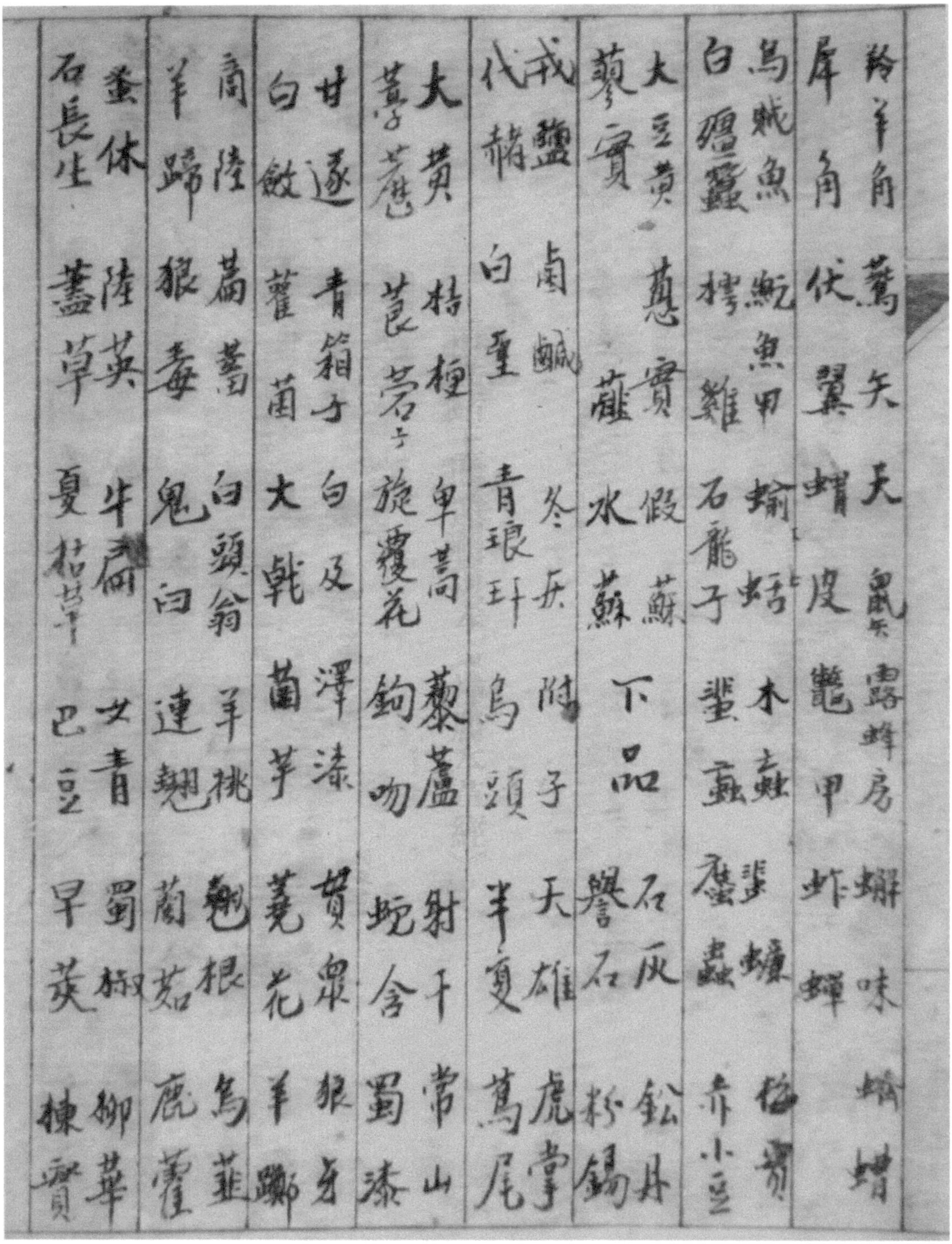

羚羊角 鷰矢 天鼠矢 露蜂房 蠏味 蠐螬
犀角 伏翼 蝟皮 鼈甲 蚱蟬

烏賊魚 鮀魚甲 蝓蛞 木蝱 蜚蠊 梅實
白殭蠶 樗雞 石龍子 蜚蝱 䗪蟲 赤小豆

大豆黃 蔥實 假蘇
蓼實 薤 水蘇
下品
石灰 鈆丹
礜石 粉錫

戎鹽 鹵鹹 冬灰 附子 天雄 虎掌
代赭 白堊 青琅玕 烏頭 半夏 鳶尾

大黃 桔梗 草蒿 藜蘆 射干 常山
葶藶 莨菪子 旋覆花 鉤吻 蛇含 蜀漆

甘遂 青箱子 白及 澤漆 貫衆 狼牙
白斂 雚菌 大戟 茵芋 蕘花 羊躑

商陸 萹蓄 白頭翁 羊桃 [illegible]根 烏韮
羊蹄 狼毒 鬼臼 連翹 蘭茹 鹿藿

蚤休 陸英 牛扁 女青 蜀椒 柳華
石長生 藎草 夏枯草 巴豆 早莢 楝實

郁李仁　雷丸　梓白皮　黄環　鼠李　蔓椒
莽草　桐葉　石南　溲疏　藥實　芫花
豚卵　鼺鼠　蝦蟇　蛇脫　蜈蚣　貝子
麋脂　六畜毛蹄甲　馬刀　白頸蚯蚓　班猫　石蠶
雀甕　螻蛄　地膽　螢火　彼子　杏核仁
蜣蜋　馬陸　鼠婦　衣魚　桃核仁　腐婢
苦瓠　髮髲
水靳

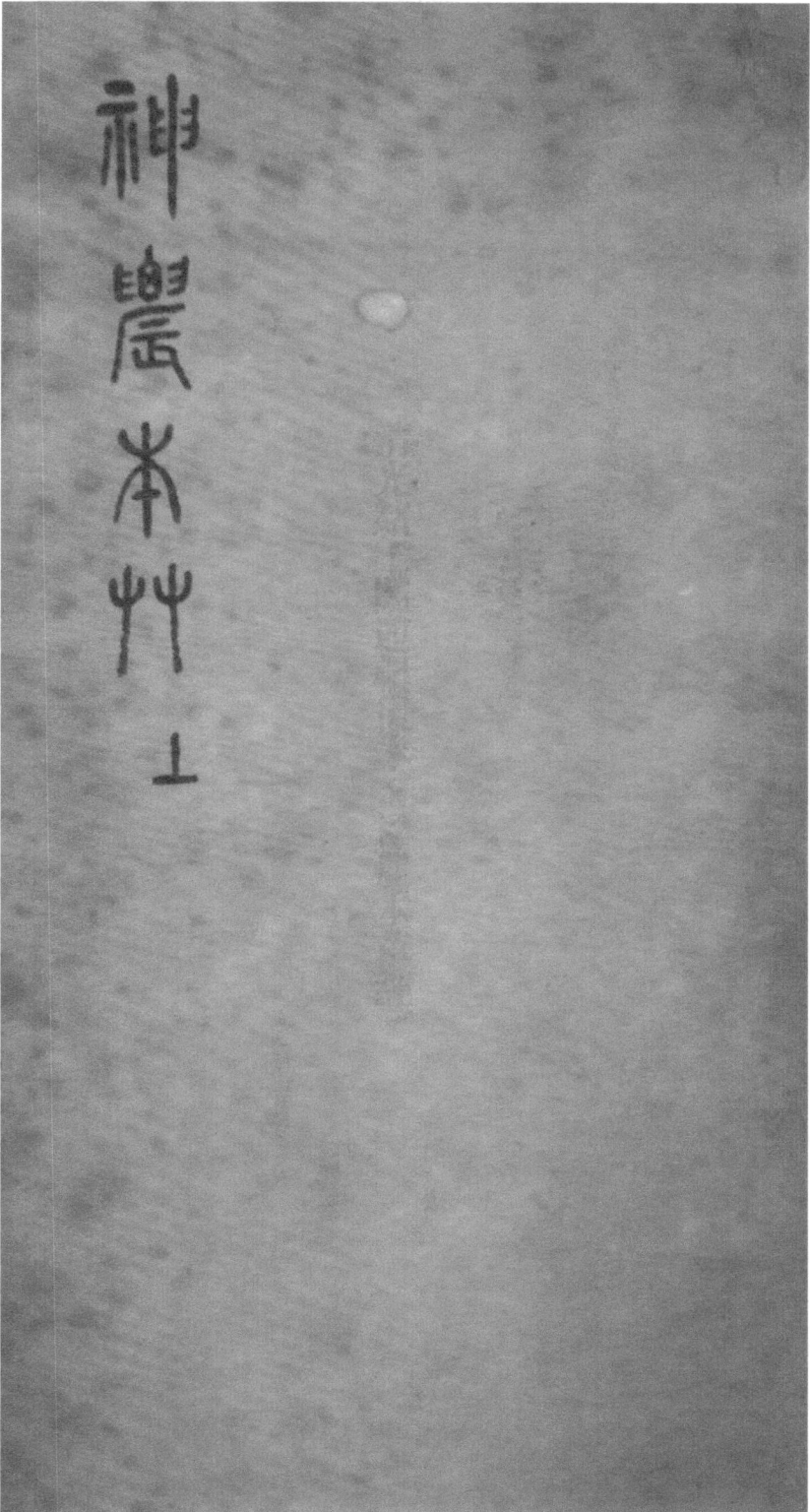

神農本艸 上

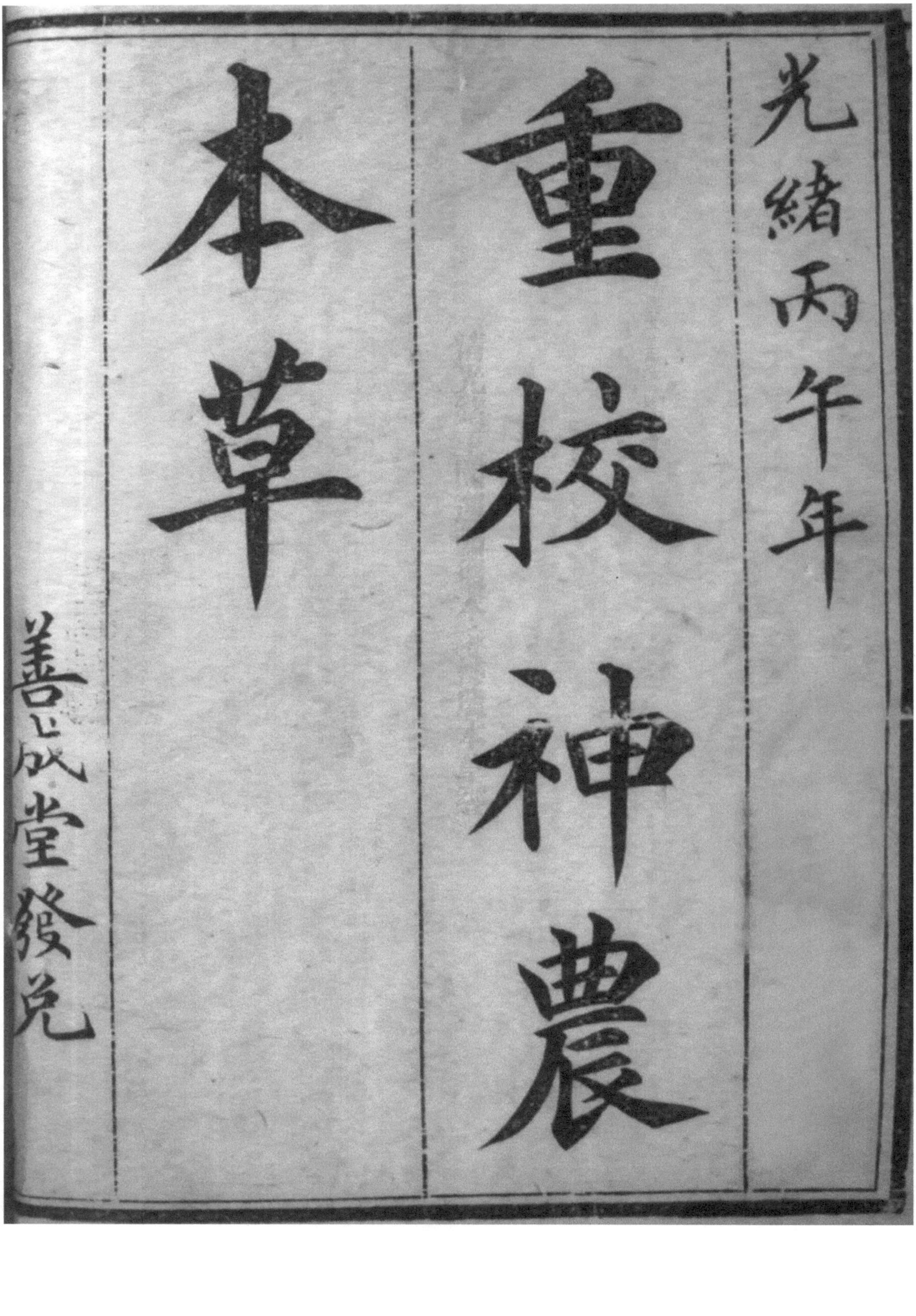

光緒丙午年

重校神農

本草

善成堂發兌

神農本草卷上

本說

上藥一百二十種爲君主養命以應天無毒多服久服不傷人欲輕身益氣不老延年者本上經中藥一百二十種爲臣主養性以應人無毒有毒斟酌其宜欲遏病補虛羸者本中經下藥一百二十五種爲佐使主治病以應地多毒不可久服欲除寒熱邪氣破積聚

愈疾者本下經三品合三百六十五種法三
百六十五度一度應一日以成一歲藥有君
臣佐使以相宣攝合和宜用一君二臣三使
五佐又可一君三臣九佐使也藥有陰陽配
合子母兄弟根莖花實草石骨肉有單行者
有相須者有相使者有相畏者有相惡者有
相反者有相殺者凡此七情合和視之當用
相須相使者勿用相惡相反者若有毒宜制

可用相畏相殺者不爾勿合用也藥有酸鹹甘苦辛五味又有寒熱溫涼四氣及有毒無毒陰乾暴乾采造時月生熟土地所出眞僞陳新竝各有法藥性有宜丸者宜散者宜水煑者宜酒漬者宜膏煎者亦有一物兼宜者亦有不可入湯酒者竝隨藥性不得違越欲療病先察其源先候病機五藏未虛六府未竭血脈未亂精神未散服藥必活若病已成

可得半愈病勢已過命將難全若用毒藥療病先起如黍粟病去即止不去倍之不去十之取去爲度療寒以熱藥療熱以寒藥飲食不消以吐下藥鬼疰蠱毒以毒藥癰腫瘡瘤以創藥風濕以風濕藥各隨其所宜病在胷膈以上者先食後服藥病在心腹以下者先服藥而後食病在四支血脈者宜空腹而在旦病在骨髓者宜飽滿而在夜夫大病之主

有中風傷寒寒熱溫瘧中惡霍亂大腹水腫
腸澼下利大小便不通賁豚上氣欬逆歐吐
黃疸消渴留飲澼食堅積癥瘕驚邪癲癇鬼
疰喉痺齒痛耳聾目盲金創踒折癰腫惡倉
痔瘻癭瘤男子五勞七傷虛乏羸瘦女子帶
下崩中血閉陰蝕蟲蛇蠱毒所傷此大略宗
兆其間變動枝葉各宜依端緒以取之

敘

梁七錄始載神農本草三卷陶弘景云存四卷是其本經韓保昇云上中下并序錄合四卷也陶列卷上序藥性之源本論病名之形診卷中玉石草木三品卷下蟲獸果菜米食三品有名未用三品又加中下目錄各二卷分爲七卷始改舊編矣阮緒所錄蓋用四卷本而去其本說以三品爲三卷乎本草之名

始漢書平帝紀樓護傳藝文志以爲黃帝內外經故著錄無本草書名也此書自陶所見本已多附益以爲張機華佗所爲陶始以朱墨別之然陶序已云朱墨雜書則其傳久矣漢詔言方術本草樓護誦醫經本草方術數十萬言班固敘言黃帝內外經本草石之寒溫原疾病之深淺今所傳有黃帝內經乃原疾病之書則本草其外經與淮南子云神農

嘗百草蓋金石木果爕然各别唯草爲難識
炎黄之傳唯别草而已後遂本之以分百品
故日本草余讀爾雅釋草名類十不識八因
以爲其草亦皆藥品欲求本草正之今世所
傳唯嘉祐官本尚有圈别如陶朱墨之異而
湘蜀均無其書求之六年嚴生始從長安得
明翻本其圈頗襍糅移奪略依例正而以藥
品分卷其言郡縣皆合漢名而以吴郡爲大

吳其藥有禹餘糧王不留行亦非周秦之文其言鉛錫正合書禮而與魏晉後反異然則出於仲景元化同時無疑也其藥無古名更在爾雅之後蓋方家以今名改之嘉祐本又大移改前後悉不可復理聊存梁以來之彷彿耳于時歲在閼逢涒灘秋七月甲寅王闓運題記

凡三品三百六十五種除唐本退六種不知少何種也又三卷多寡不均皆仍之甲子重校再記

神農本草三卷　第一卷

上品九部一百四十四種舊百廿種今多廿四

玉石部一十八種

丹沙味甘微寒主身體五藏百病養精神安魂魄益氣明目殺精魅邪惡鬼久服通神明不老能化爲汞生符陵山谷采無時

雲母味甘平主身皮死肌中風寒熱如在車船上除邪氣安五藏益子精明目久服輕

身延年　一名雲珠赤一名雲華五色一名
雲英青　一名雲液白　一名雲沙黄　一名磷
石正白　生太山山谷齊盧山及琅邪北定山石間二月采
玉泉味甘平主五藏百病柔筋強骨安魂魄
長肌肉益氣久服耐寒暑不飢渴不老神
仙人臨死服五斤死三年色不變　一名
玉札　生藍田山谷采無時
石鍾乳味甘溫主欬逆上氣明目益精安五

藏通百節利九竅下乳汁生少室山谷及太山采無時

礬石味酸寒主寒熱洩利白沃陰蝕惡創目痛堅骨齒煉餌服之輕身不老增年一名羽碮生河西山谷及隴西武都石門采無時

消石味苦寒主五藏積熱胃脹閉滌去蓄結飲食推陳致新除邪氣煉之如膏久服輕身生益州山谷及武都隴西西羌采無時

朴硝味苦寒主百病除寒熱邪氣逐六府積

聚結固流癖能化七十二種石煉餌服之
輕身神仙生益州山谷有鹹水之陽采無時
滑石味甘寒主身熱洩澼女子乳難癃閉利
小便蕩胃中積聚寒熱益精氣久服輕身
耐饑長年生赭陽山谷及太山之陰或掖北白山或卷山采無時
石膽味酸寒主明目目痛金創諸癇痙女子
陰蝕痛石淋寒熱崩中下血諸邪毒氣令
人有子煉餌服之不老久服增壽神仙能

痺誤應作

痹[illegible]同

化鐵爲銅成金銀　一名畢石　生羌道山谷羌里句青山二月庚子辛丑日采

空青味甘寒主盲目耳聾明目利九竅通血脈養精神久服輕身延年不老能化銅鐵鉛錫作金　生益州山谷及越巂山有銅處銅精熏則生空青其腹中空三月中旬采亦無時

曾青味酸小寒主目痛止淚出風痺利關節通九竅破結堅積聚久服輕身不老能化

金銅生蜀中山谷及越巂采無時

禹餘糧味甘寒主欬逆寒熱煩滿下赤白血閉癥瘕大熱煉餌服之不飢輕身延年生東海池澤及山島中或池澤中

太一餘糧味甘平主欬逆上氣癥瘕血閉漏下除邪氣久服耐寒暑不飢輕身飛行千里仙　一名石腦生太山山谷九月采

白石英味甘微溫主消渴陰痿不足欬逆胷

鬲閒久寒益氣除風濕痺久服輕身長年生華陰山谷及太山二月采亦無時

紫石英味甘溫主心腹欬逆邪氣補不足女子風寒在子宮絕孕十年無子久服溫中輕身延年生太山山谷采無時

青石赤石黃石白石黑石脂等味甘平主黃疸洩利腸澼膿血陰蝕下血赤白邪氣癰腫疽痔惡創頭瘍疥瘙久服補髓益氣肥

健不飢輕身延年五石脂各隨五色補五

藏生南山之陽山谷中

白青味甘平主明目利九竅耳聾心下邪氣

令人吐殺諸毒三蟲久服通神明輕身延

年不老生豫章山谷采無時

扁青味甘平主目痛明目折跌癰腫金創不

瘳破積聚解毒氣利精神久服輕身不老

生朱崖山谷武都朱提采無時

草部上三十八種

菖蒲味辛溫主風寒濕痹欬逆上氣開心孔補五藏通九竅明耳目出音聲久服輕身不忘不迷惑高志不老一名昌陽生上洛池澤及蜀郡嚴道五月十二月采根

菊花味苦平主風頭眩腫痛目欲脫淚出皮膚死肌惡風濕痹久服利血氣輕身耐老延年一名節花生雍州川澤及田野正月采根三月采葉五月

采莖九月采花十一月采實

人參味甘微寒主補五藏安精神定魂魄止驚悸除邪氣明目開心益智久服輕身延年　一名鬼蓋生上黨山谷及遼東二月八月上旬采根

天門冬味苦平主諸暴風濕偏痺強骨髓殺三蟲去伏尸久服輕身益氣延年。　一名顛勒生奉高山谷二月三月七月八月采根

甘草味甘平主五藏六府寒熱邪氣堅筋骨

長肌肉倍力。金創癰解毒久服輕身延年生河西川谷積沙山及上郡二月八月除日采根

乾地黃味甘寒主折。跌絕筋傷中逐血痺塡骨髓長肌肉作湯除寒熱積聚除痺生。者尤良久服輕身不老　一名地髓生咸陽川澤二月八月采根

朮味苦溫主風寒濕痺死肌痙疸止汗除熱消食作煎餌久服輕身延年不飢　一名

山薊生鄭山山谷漢中南鄭二月三月八月九月采根

菟絲子味辛平主續絕傷補不足益氣力肥健汁去面䵟久服明目輕身延年　一名菟蘆生朝鮮川澤田野蔓延草木之上九月采實

牛膝味苦酸主寒濕痿痹四支拘攣膝痛不可屈伸逐血氣傷熱火爛墮胎久服輕身耐老　一名百倍生河內川谷及臨朐二月八月十月采根

茺蔚子味辛微溫主明目益精除水氣久服

輕身莖主癧軫痒可作浴湯　一名益母
生海濵池
澤五月采
女萎味甘平主中風暴熱不能動搖跌筋結
肉諸不足久服去面黑䵟好顏色潤澤輕
身不老　一名玉竹生太山山谷及
北陵立春後采
防葵味辛寒主疝瘕腸洩膀胱熱結溺不下
欬逆溫瘧癲癇驚邪狂走久服堅骨髓益
氣輕身　一名棃蓋生臨淄川谷及嵩高
太山少室三月三日

采根

茈胡味苦平主心腹去腸胃中結氣飲食積聚寒熱邪氣推陳致新久服輕身明目益精　一名地薰　生弘農川谷及冤句二月八月采根

麥門冬味甘平主心腹結氣傷中傷飽胃絡脈絕羸瘦短氣久服輕身不老不飢　生函谷川谷及隄阪二月三月八月十月采

獨活味苦甘平主風寒所擊金創止痛賁豚

痓應作痙餘同

癇痓女子疝瘕久服輕身耐老一名羌

青生雍州川谷或隴西南安二月八月采根

車前子味甘寒主氣癃止痛利水道小便除

濕痺久服輕身耐老一名當道生眞定平澤北陵阪道中五月五日采

木香味辛主邪氣辟毒疫溫鬼强志主淋露

久服不夢寤魘寐生永昌山谷

蓍實味甘溫主傷中補虛羸除寒熱邪氣補

中益氣力長肌肉久服耳目聰明輕身不飢延年　一名山芋 生嵩高山谷二月八月采根

薏苡仁味甘微寒主筋急拘攣不可屈伸風濕痺下氣久服輕身益氣其根下三蟲　一名解蠡 生眞定平澤及田野八月采實采根無時

澤瀉味甘寒主風寒濕痺乳難消水養五藏益氣力肥健久服耳目聰明不飢延年輕身面生光能行水上　一名芒芋 生汝南池澤五

月八月采

遠志味苦溫主欬逆傷中補不足除邪氣利九竅益智慧耳目聰明不忘強志倍力久服輕身不老　一名棘菀 生太山及冤句川谷四月采根葉

龍膽味苦寒主骨間寒熱驚癇邪氣續絕傷定五藏殺蠱毒久服益智不忘輕身耐老　一名陵游 生齊朐山谷及冤句二月八月十一月十二月采根

細辛味辛溫主欬逆頭痛腦動百節拘攣風濕痺痛死肌久服明目利九竅輕身長年一名小辛 生華陰山谷二月八月采根

石斛味甘平主傷中除痺下氣補五藏虛勞羸瘦久服厚腸胃輕身延年 一名林蘭 生六安山谷水傍石上七月八月采莖

巴戟天味辛微溫主大風邪氣陰痿不起強筋骨安五藏補中增志益氣 生巴郡及下邳山谷二月

八月采根

白英味甘寒主寒熱八疸消渴補中益氣久服輕身延年　一名穀菜生益州山谷春采葉夏采莖秋采花冬采根

白蒿味甘平主五藏邪氣風寒濕痺補中益氣長毛髮令黑久服輕身耳目聰明不老生中山川澤二月采

赤箭味辛溫主殺鬼精物蠱毒惡氣久服益

氣力長陰肥健輕。身。增。年。　一名離母生陳

倉川谷雍州及太山少室三月四月八月采根

菴蕳子味苦微寒主五藏瘀血腹中水氣臚脹留熱風寒濕痺身體諸痛久服輕身延年不老生雍州川谷亦生上黨及道邊十月采實

菥蓂子味辛微溫主明目目痛淚出除痺補五藏益精光久服輕身不老　一名馬辛生咸陽川澤及道傍四月五月采

蓍實味苦平主益氣充肌膚明目聰慧先知久服不飢不老輕身生少室山谷八月九月采實

赤芝味苦平主胷中結益心氣補中增慧智不忘久食輕身不老延年神仙　一名丹芝生霍山

黑芝味鹹平主癃利水道益腎氣通九竅聰察久食輕身不老延年神仙　一名玄芝生常山

青芝味酸平主明目補肝氣安精魂仁恕久服輕身不老延年神仙　一名龍芝生泰山

白芝味辛平主欬逆上氣益肺氣通利口鼻强志意勇悍安魄久食輕身不老延年神仙　一名玉芝生華山

黄芝味甘平主心腹五邪益脾氣安神忠信和樂久食輕身不老延年神仙　一名金芝生嵩山

紫芝味甘溫主耳聾利關節保神益精氣堅筋骨好顏色久服輕身不老延年　一名木芝生高夏山谷六芝皆六月八月采

卷柏味辛溫主五藏邪氣女子陰中寒熱痛癥瘕血閉絶子久服輕身和顏色　一名萬歲生常山山谷石閒五月七月采

草部下三十七種

藍實味苦寒主解諸毒殺蠱蚑疰鬼螫毒久

服頭不白輕身生河內平澤

芎藭味辛溫主中風入腦頭痛寒痺筋攣緩急金創婦人血閉無子其葉爲蘼蕪味辛溫主欬逆定驚氣辟邪惡除蠱毒鬼疰去三蟲久服通神一名薇蕪生武功川谷斜谷西領三月四月采

黃連味苦寒主熱氣目痛眥傷泣出明目腸澼腹痛下利婦人陰中腫痛久服令人不

忘生巫陽川谷及蜀郡大山二月八月采

絡石味苦溫主風熱死肌癰傷口乾舌焦癰腫不消喉舌腫不通水漿不下久服輕身明目潤澤好顏色不老延年 一名石鯪生大山川谷或石山之陰正月采

蒺藜子味苦溫主惡血破癥。結。積聚喉痺乳難久服長肌肉明目輕身。一名旁通生馮翊平澤或道傍七月八月采實

黄耆味甘微溫主癰疽久敗瘡排膿止痛大
風癩疾五痔鼠瘻補虛小兒百病　一名
戴糝生蜀郡山谷白水漢中二月十月采
肉蓯蓉味甘微溫主五勞七傷補中除莖中
寒熱痛養五藏強陰益精氣多子婦人癥
瘕久服輕身生河西山谷及代郡漢中二月十月采
防風味甘溫主大風頭眩痛惡風風邪目盲
無所見風行周身骨節疼痛煩滿久服輕

身一名銅芸生沙苑川澤及邯鄲瑕邪上蔡二月十月采根

蒲黃味甘平主心腹膀胱寒熱利小便止血消瘀血久服輕身益氣力延年神仙生河東池澤四月采

香蒲味甘平主五藏心下邪氣口中爛臭堅齒明目聰耳久服輕身耐老一名睢生南海池澤

續斷味苦微溫主傷寒補不足金創癰傷折

跌續筋骨婦人乳難久服益氣力　一名
龍豆生常山山谷七月八月采
漏蘆味苦寒主皮膚熱惡創疽痔濕痹下乳
汁久服輕身益氣耳目聰明不老延年
一名野蘭生喬山山谷八月采根
營實味酸溫主癰疽惡創結肉跌筋敗創熱
氣陰蝕不瘳利關節久服輕身益氣　一
名牆薇生零陵川谷及蜀郡八月九月采

天名精味甘寒主瘀血血瘕欲死下血止血久服輕身耐老　一名豕首生平原川澤五月采

決明子味鹹平主青盲目淫膚赤白膜眼赤痛淚出久服益精光輕身生龍門川澤石決明生豫章十月十月采

丹參味苦微寒主心腹邪氣腸鳴幽幽如走水寒熱積聚破癥除瘕止煩滿益氣養血　一名郄蟬草生桐柏山川谷及太山五月采根

茜根味苦寒主寒濕風痺黄疸補中生喬山川谷二月三月采根

飛廉味苦平主骨節熱脛重酸疼久服令人身輕生河内川澤正月采根七月八月采花

五味子味酸溫主益氣欬逆上氣勞傷羸瘦補不足强陰益男子精生齊山山谷及代郡八月采實

旋花味甘溫主益氣去面皯黑色媚好其根味辛主腹中寒熱邪氣利小便久服不飢

輕身　一名筋根花生豫州平澤五月采

蘭草味辛平主利水道殺蠱毒辟不祥久服益氣輕身不老通神明　一名水香生大吳池澤四月五月采

蛇牀子味苦平○主婦人陰中腫痛男子陰痿濕痒○久服輕身○生臨淄川谷及田野五月采實

地膚子味苦寒主膀胱熱利小便補中益精氣久服耳目聰明輕身耐老　一名地葵

生荆州平澤及田野八月十月采實

景天味苦平主大熱大瘡身熱煩邪惡氣花主女人漏下赤白輕身明目 一名愼火

生太山川谷四月四日七月七日采

茵蔯蒿味苦平主風濕寒熱邪氣熱結黃疸久服輕身益氣耐老

生太山及北陵坡岸上五月及立秋采

杜若味辛微溫主胷脇下逆氣溫中風入腦戶頭腫痛多涕淚出久服益精明目輕身

一名土衡生武陵川澤及寃句二月八月采根

沙參味苦微寒主血積驚氣除寒熱補中益肺氣久服利人　一名知母生河内川谷及寃句般陽續山二月八月采根

白兔藿味苦平主蛇虺蜂蠆猘狗菜肉蠱毒鬼疰　一名白葛生交州山谷

徐長卿味辛溫主鬼物百精蠱毒疫疾邪惡氣溫瘧久服强悍輕身　一名鬼督郵生太

山山谷及隴西三月采

石下長卿味鹹平主鬼疰精物邪惡氣殺百精蠱毒狂易亡走嗁哭悲傷恍忽生隴西池澤山谷

石龍蒭味苦微寒主心腹邪氣小便不利淋閉風濕鬼疰惡毒久服補虛羸輕身耳目聰明延年　一名龍須生梁州山谷濕地五月七月采莖

薇銜味苦平主風濕痹歷節痛驚癇吐舌悸

氣賊風鼠瘻癰腫生漢中川澤及邯鄲七月采莖葉

雲實味辛溫主洩利腸澼殺蟲蠱毒去邪惡結氣止痛除寒熱花主見鬼精物多食令人狂走久服輕身通神明生河間川谷十月采

王不留行味苦主金創止血逐痛出刺除風痺內寒久服輕身耐老增壽生太山山谷二月八月采

姑活味甘溫主大風邪氣濕痺寒痛久服輕身益壽耐老一名冬葵子生河東

屈草味苦主胷脅下痛邪氣腸間寒熱陰痺久服輕身益氣耐老生漢中川澤五月采

木部一十九種

牡桂味辛溫主上氣欬逆結氣喉痺吐吸利關節補中益氣久服通神輕身不老生南海山谷

菌桂味辛溫主百病養精神和顏色爲諸藥先聘通使久服輕身不老面生光華媚好

常如童子生交趾桂林山谷巖崖間立秋采

松脂味苦溫主疽惡創頭瘍白禿疥瘙風氣安五藏除熱久服輕身不老延年生太山山谷六月采

槐實味苦寒主五內邪氣熱止涎唾補絕傷五痔火創婦人乳瘕子藏急痛久服明目益氣頭不白以七月七日取之生河南平澤

枸杞味苦寒主五內邪氣熱中消渴風痹久

服堅筋骨輕身不老。一名地輔生常山平澤及諸北陵阪岸冬采根春夏采葉秋采莖實

柏實味甘平主驚悸安五藏益氣除風濕痺久服令人潤澤美色耳目聰明不飢不老輕身延年生太山山谷葉四時各依方面采

茯苓味甘平主胷脅逆氣憂恚驚邪恐悸心下結痛寒熱煩滿欬逆口焦舌乾利小便久服安魂養神不飢延年一名茯菟生太

山山谷大松下
二月八月采

榆皮味甘平主大小便不通利水道除邪氣久服輕身不飢其實尤良一名零榆生潁川山谷二月采皮八月采實

酸棗味酸平主心腹寒熱邪結氣聚四支酸疼濕痺久服安五藏輕身延年生河東川澤八月采實

蘗木。味苦寒主五藏腸胃中結熱黃疸腸痔

止洩利女子漏下赤白陰傷蝕倉　一名
檀桓生漢中山谷及永昌
乾漆味辛溫主絕傷補中續筋骨填髓腦安
五藏五緩六急風寒濕痹生漆去長蟲久
服輕身耐老生漢中川谷夏至後采
五加皮味辛溫主心腹疝氣腹痛益氣療躄
小兒不能行疽倉陰蝕久服輕身耐老
一名犲漆生漢中川谷及寃句五月七月采莖十月采根

蔓荊實味苦微寒主筋骨間寒熱濕痺拘攣明目堅齒利九竅去白蟲久服輕身耐老

辛夷味辛溫主五藏身體寒熱風頭腦痛面䵟久服下氣輕身明目增年耐老　一名侯桃生漢中川谷九月采實

桑上寄生味苦平主腰痛小兒背強癰腫安胎充肌膚堅髮齒長須眉其實明目輕身通神　一名蔦生弘農川谷桑樹上三月三日采莖葉

杜仲味辛平主腰脊。痛補虛。益氣精堅筋骨强志。久服輕身耐老　一名木綿 生上虞山谷及上黨漢中二月五月六月九月采皮

女貞實味苦平主補中安五藏養精神除百疾。久服肥健輕身不老 生武陵川谷立冬采

木蘭味苦寒主身大熱在皮膚中去面熱赤皰酒皶惡風癲疾陰下蛘濕明耳目 生零陵山谷及太山十二月采皮

蕤核味甘溫主心腹邪結氣明目目赤痛傷淚出久服輕身益氣不飢生函谷川谷及巴西

獸部六種

龍骨味甘平主心腹鬼疰精物老魅欬逆洩利膿血女子漏下癥瘕堅結小兒熱氣驚癇齒主小兒大人驚癇癲疾狂走心下結氣不能喘息諸痙殺精物久服輕身通神明延年生晉地川谷及太山巖水岸土穴中死龍處采無時

麝香味辛溫主辟惡氣殺鬼精物溫瘧蠱毒癇痓去三蟲久服除邪不夢寤魘寐生中臺川谷及益州雍州山中春分取之

牛黃味苦平主驚癇寒熱熱盛狂痓除邪逐鬼久服輕身增年令人不忘生晉地平澤於牛得之

熊脂味甘微寒主風痹不仁筋急五藏腹中積聚寒熱羸瘦頭瘍白秃面皯皰久服強志不飢輕身長年生雍州山谷十一月取

白膠味甘平主傷中勞絶腰痛羸瘦補中益氣婦人血閉無子止痛安胎久服輕身延年生雲中煮鹿角作之

阿膠味甘平主心腹内崩勞極洒洒如瘧狀腰腹痛四支酸疼女子下血安胎久服輕身益氣一名傅致膠生東平郡煮牛皮作之

禽部二種

丹雄鷄味甘微溫主女人崩中漏下赤白沃

補虛溫中止血通神殺毒辟不祥頭主殺
鬼東門上者尤良肪主耳聾腸主遺溺肶胵裏黃
皮主洩利屎白主消渴傷寒寒熱翮羽主
下血閉雞子主除熱火創癎痓可作虎魄
神物雞白蠹肥脂生朝鮮平澤
雁肪味甘平主風攣拘急偏枯氣不通利久
服益氣不飢輕身耐老生江南池澤

蟲魚部一十種

石蜜味甘平主心腹邪氣諸驚癇痓安五藏諸不足益氣補中止痛解毒除眾病和百藥久服強志輕身不飢不老。生武都山谷河源山谷及諸山石中

蜂子味甘平主風頭除蠱毒補虛羸傷中久服令人光澤好顏色不老大黃蜂子主心腹脹滿痛輕身益氣土蜂子主癰腫名蜚零生武都山谷

蜜蠟味甘微溫主下利膿血補中續絕傷金創益氣不飢耐老生武都山谷蜜房木石間

牡蠣味鹹平主傷寒寒熱溫瘧洒洒驚恚怒氣除拘緩鼠瘻女子帶下赤白除留久服強骨節殺邪鬼延年生東海池澤采無時

龜甲味鹹平主漏下赤白破癥瘕痎瘧五痔陰蝕濕痺四支重弱小兒顖不合久服輕身不飢一名神屋生南海池澤及湖水中采無時

桑螵蛸味鹹平主傷中疝瘕陰痿益精生子女子血閉腰痛通五淋利小便水道久服益氣養神　一名蝕肬生桑枝上二月三月采蒸之

海蛤味苦平主欬逆上氣喘息煩滿胷痛寒熱生東海

文蛤主惡倉蝕五痔生東海取無時

蠡魚味甘寒主濕痺面目浮腫下大水生九江池

澤取無時

鯉魚膽味苦寒主目熱赤痛青盲明目久服

強悍益志氣生九江池澤取無時

果部六種

藕實莖味甘平主補中養神益氣力除百疾

久服輕身耐老不飢延年　一名水芝丹

生汝南池澤八月采

橘柚味辛溫主胃中瘕熱逆氣利水穀久服

去臭下氣通神輕身長年生南山川谷及江南十月采

大棗味甘平主心腹邪氣安中養脾助十二經平胃氣通九竅補少氣少津液身中不足大驚四支重和百藥久服輕身長年葉覆麻黃能令出汗生河東平澤八月采

蒲萄味甘平主筋骨濕痺益氣倍力强志令人肥健耐飢忍風寒久服輕身不老延年可作酒生隴西五原燉煌山谷

蓬蘽味酸平主安五藏益精氣長陰令堅强志倍力有子久服輕身不老　一名覆盆生荆山平澤及宛句

雞頭實味甘平主濕痺腰脊膝痛補中除暴疾益精氣强志令耳目聰明久服輕身不飢耐老神仙　一名鴈啄生雷澤池澤八月采

米穀部三種

胡麻味甘平主傷中虛羸補五內益氣力長

肌肉填髓腦久服輕身不老　一名巨勝
葉名青蘘味甘寒主五藏邪氣風寒濕痹
益氣補腦髓堅筋骨久服耳目聰明不飢
不老增壽　巨勝苗也舊在草部唐本徙此生上黨川澤

麻蕡味辛平主五勞七傷利五藏下血寒氣
多食令見鬼狂走久服通神明輕身　一
名麻勃此麻花上勃勃者　麻子味甘平主補中益
氣久服肥健不老。生太山川谷

菜部五種

冬葵子味甘寒。主五藏六府寒熱羸瘦五癃利小便久服堅骨長肌肉輕身延年生少室山十二月采之

莧實味甘寒主青盲明目除邪利大小便去寒熱久服益氣力不飢輕身生淮陽川澤及田中十一月采

瓜蔕味苦寒。主大水身面四支浮腫下水殺

蠱毒欬逆上氣及食諸果病在胷腹中皆吐下之生嵩高平澤七月七日采

白瓜子味甘平主令人悅澤好顏色益氣不飢久服輕身耐老生嵩高平澤冬瓜人也八月采

苦菜味苦寒主五藏邪氣厭穀胃痺久服安心益氣聰察少臥輕身耐老生益州川谷山陵道傍三月三日采

神農本草上品一卷

神農本艸 下

神農本草三卷　第二卷

中品九部一百一十五種比舊少五種

石部一十六種當併三今併一

雄黃味苦平。主寒熱鼠瘻惡創疽痔死肌殺精物惡鬼邪氣百蟲毒勝五兵煉食之輕身神仙　一名黃食石生武都山谷燉煌山之陽采無時

石硫黃味酸溫。主婦人陰蝕疽痔惡血堅筋骨除頭禿能化金銀銅鐵奇物生東海牧羊山谷中

及太山河西山

雌黃味辛平。主惡創頭禿痂疥殺毒蟲蝨身蛘邪氣諸毒煉之久服輕身增年不老生武都山谷與雄黃同山生其陰山有金金精熏則生雌雌黃采無時

水銀味辛寒主疹瘻痂瘍白禿殺皮膚中蝨。殺金銀銅錫毒鎔化還復爲丹久服神仙不死生符陵平土出於丹沙

石膏味辛微寒主中風寒熱心下逆氣驚喘

口乾舌焦不能息腹中堅痛除邪鬼產乳

金創生齊山山谷及齊盧山魯蒙山采無時

磁石味辛鹹主周痺風濕支節中痛不可持

物洒洒酸消除大熱煩滿及耳聾一名

玄石生太山山川谷及慈山山陰有鐵處則生其陽采無時

凝水石味辛寒主身熱腹中積聚邪氣皮中

如火燒煩滿水飲之久服不飢生常山山谷又中水縣及邯鄲

陽起石味鹹微溫主崩中漏下破子藏。血癥瘕結氣寒熱腹痛無子陰痿不起補不足久。服。不。飢。一名白石生齊山山谷及琅邪或雲山陽起山采無時

孔公孽味辛溫主傷食不化邪結氣惡創疽、瘻痔利九竅下乳汁殷孽味辛溫主爛傷瘀血洩利寒熱鼠瘻癥瘕結氣一名薑石鍾乳根也生趙國山谷又梁山及南海采無時

鐵精平主明目化銅

鐵落味辛平主風熱惡創瘍疽創痂疥氣在皮膚中生牧羊平澤及祊城或析城采無時

鐵主堅肌耐痛

理石味辛寒主身熱利胃解煩益精明目破積聚去三蟲一名立制石生漢中山谷及盧山采無時

長石味辛寒主身熱四支寒厥利小便通血

脈明目去瞖眇下三蟲殺蠱毒久服不飢

一名方石生長子山谷及泰山臨淄采無時

膚青味辛平主蠱毒及蛇菜肉諸毒惡創

一名推石生益州川谷

草部上三十二種

乾薑味辛溫主胸滿欬逆上氣溫中止血出汗逐風濕痺腸澼下利生者尤良久服去臭氣通神明生犍爲川谷及荆州揚州九月采

葈耳實味苦溫主風頭寒痛風濕周痹四支拘攣痛惡肉死肌久服益氣耳目聰明強志輕身生安陸川谷及六安田野實熟時采

葛根味甘平主消渴身大熱歐吐諸痹起陰氣解諸毒葛穀主下利十歲已上 一名鹿藿生汶山川谷五月采根

栝樓根味苦寒主消渴身熱煩滿大熱補虛安中續絕傷 一名地樓生弘農川谷及山陰地二月八

月采根

苦參味苦寒主心腹結氣癥瘕積聚黃疸溺有餘瀝逐水除癰腫補中明目止淚一名水槐一名苦蘵生汝南山谷及田野三月八月十月采根

當歸味甘溫主欬逆上氣溫瘧寒熱洒洒在皮膚中婦人漏下絕子諸惡創瘍金創煮。飲之生隴西川谷二月八月采根

麻黃味苦溫主中風傷寒頭痛溫瘧發表出

汗去邪熱氣止欬逆上氣除寒熱破癥堅積聚　一名龍沙生晉地及河東立秋采莖

通草味辛平主去惡蟲除脾胃寒熱通利九竅血脈關節令人不忘　一名附支生石城山谷及山陽正月采枝

芍藥味苦平主邪氣腹痛除血痺破堅積寒熱疝瘕止痛利小便益氣生中岳川谷及丘陵二月八月采根

蠡實味甘平主皮膚寒熱胃中熱氣風寒濕痺堅筋骨令人嗜食久服輕身花葉去白蟲一名豕首生河東川谷五月采實

瞿麥味苦寒主關格諸癃結小便不通出刺決癰腫明目去瞖破胎墮子下閉血生太山川谷立秋采實

玄參味苦微寒主腹中寒熱積聚女子產乳餘疾補腎氣令人目明生河間川谷及寃句三月四月采根

秦艽味苦平主寒熱邪氣寒濕風痺支節痛下水利小便生飛鳥山谷二月八月采根

百合味甘平主邪氣腹脹心痛利大小便補中益氣生荆州川谷二月八月采根

知母味苦寒主消渴熱中除邪氣支體浮腫下水補不足益氣一名沈燔生河内川谷二月八月采根

貝母味辛平主傷寒煩熱淋瀝邪氣疝瘕喉

瘅乳難金創風痙　一名空草生晉地十月采根

白芷味辛溫主女人漏下赤白血閉陰腫寒熱風頭侵目淚出長肌膚潤澤可作面脂　一名芳香生河東川谷下澤二月八月采根

淫羊藿味辛寒主陰痿絶陽莖中痛利小便益氣力强志生上郡陽山山谷

黃芩味苦平主諸熱黃疸腸澼洩利逐水下血閉惡創疽蝕火瘍　一名腐腸生秭歸川谷及

冤句三月三日采根

狗脊味苦平主腰背强關機緩急周痹寒濕膝痛頗利老人　一名百枝生常山川谷二月八月采根

石龍芮味苦平主風寒濕痹心腹邪氣利關節止煩滿久服輕身明目不老　一名魯果能生太山川澤石邊五月五日采子二月八月采皮

茅根味甘寒主勞傷虛羸補中益氣除瘀血

血閉寒熱利小便。一名地菅生楚地山谷田野六月采根

紫菀味苦溫主欬逆上氣胷中寒熱結氣去蠱毒痿蹷安五藏生房陵山谷及眞定邯鄲二月三月采根

紫草味苦寒主心腹邪氣五疸補中益氣利九竅通水道生碭山山谷及楚地三月采根

敗醬味苦平主暴熱火創赤氣疥瘙疽痔馬鞍熱氣一名鹿腸生江夏川谷八月采根

白鮮味苦寒主頭風黄疸欬逆淋瀝女子陰中腫痛濕痹死肌不可屈伸起止行步生上谷川谷及寃句四月五月采根

酸醬味酸平主熱煩滿定志益氣利水道生荊楚川澤及人家田園中五月采

紫參味苦寒主心腹積聚寒熱邪氣通九竅利大小便一名牡蒙生河西及寃句山谷三月采根

藁本味辛溫主婦人疝瘕陰中寒腫痛腹中

本草二　八

急除風頭痛長肌膚悅顏色　一名鬼卿　生崇山山谷正月二月采根

石韋味苦平主勞熱邪氣五癃閉不通利小便水道　一名石韉　生華陰山谷石上二月采葉

萆薢味苦平主腰背痛強骨節風寒濕周痺惡創不瘳熱氣　生眞定山谷二月八月采根

白薇味鹹平主暴中風身熱腹滿忽忽不知人狂惑邪氣寒熱酸疼溫瘧洗洗發作有

時生平原川谷三月三日采根

草部下一十六種

水萍味辛寒主暴熱身蛘下水腫勝酒長須髮注消渴生雷澤池澤三月采

王瓜味苦寒主消渴內痺瘀血月閉寒熱酸疼益氣愈聾生魯地平澤田野及人家垣墻間三月采根

地榆味苦微寒主婦人乳痓痛七傷帶下病止痛除惡肉止痛療金創生桐柏及冤句山谷二月八月

采根

海藻味苦寒主癭瘤氣頸下核破散結氣癰腫癥瘕堅氣腹中上下鳴下十二水腫生東海池澤七月七日采

澤蘭味苦微溫主乳婦內衄中風餘疾大腹水腫身面四支浮腫骨節中水金創癰腫瘡膿一名龍棗生汝南諸大澤傍三月三日采

防己味辛平主風寒溫瘧熱氣諸癇除邪利

大小便　一名解離生漢中川谷二月八月采根

款冬花味辛溫主欬逆上氣善喘喉痺諸驚癇寒熱邪氣　一名菟奚生常山山谷及上黨水傍十一月采花

牡丹味辛寒主寒熱中風瘈瘲痙驚癇邪氣除癥堅瘀血留舍腸胃安五藏療癰倉　一名鹿韭生巴郡山谷及漢中二月八月采根　唐本注夏生白花秋實圓綠冬實赤色

馬先蒿味苦平主寒熱鬼疰中風濕痺女子帶下病無子生南陽川澤

積雪草味苦寒主大熱惡創癰疽浸淫赤熛皮膚赤身熱生荊州川谷

女菀味辛溫主風寒洗洗霍亂洩利腸鳴上下無常處驚癇寒熱百病生漢中川谷或山陽正月二月采

王孫味苦平主五藏邪氣寒濕痺四支疼酸

膝冷痛　一名牡蒙生海西川谷及汝南城郭垣下

蜀羊泉味苦微寒主頭禿惡倉熱氣疥瘙痂

癬蟲生蜀郡川谷

爵牀味醎寒主腰脊痛不得著牀俛仰艱難

除熱可作浴湯生漢中川谷及田野

別羈味苦微溫主風寒濕痹身重四支疼酸

寒歷節痛生藍田川谷二月八月采

木部一十七種

淮木味苦平主久欬上氣傷中虛羸女子陰蝕漏下赤白沃 一名百歲城中木 生晉陽平澤

桑根白皮味甘寒主傷中五勞六極羸瘦崩中脈絶補虛氣葉主除寒熱出汗桑耳黑者主女子漏下赤白汁血病癥瘕積聚陰痛陰陽寒熱無子五木耳名檽益氣不飢輕身强志 生犍爲山谷采無時

竹葉味苦平主欬逆上氣溢筋急惡瘍殺小蟲根作湯益氣止渴補虛下氣汁主風痓實通神明輕氣益氣生益州

吳茱萸味辛溫主溫中下氣止痛欬逆寒熱除濕血痹逐風邪開腠理根殺三蟲一名藙生上谷川及宛句九月九日采

梔子味苦寒主五內邪氣胃中熱氣面赤酒皰皻鼻白癩赤癩創瘍一名木丹生南陽川

谷九月采實

蕪荑味辛平主五內邪氣散皮膚骨節中淫淫溫行毒去三蟲化食　一名無姑生晉山川谷三月采實

枳實味苦寒主大風在皮膚中如麻豆苦蛘除寒熱結止利長肌肉利五藏益氣輕身生河內川澤九月十月采

厚朴味苦溫主中風傷寒頭痛寒熱驚悸氣

血痺死肌去三蟲生交阯寃句三九十月采皮

秦皮味苦微寒主風寒濕痺洗洗寒氣除熱目中青瞖白膜久服頭不白輕身一名石檀生廬江川谷及寃句二月八月采皮

秦椒味辛溫主風邪氣溫中除寒痺堅齒髮明目久服輕身好顏色耐老增年通神生太山川谷及秦嶺上或琅邪八月九月采實

山茱萸味酸平主心下邪氣寒熱溫中逐寒

濕痺，去三蟲。久服輕身。一名蜀棗。生漢中山谷及琅邪冤句東海承縣，九月十月采實。

紫葳味酸微寒，主婦人產乳餘疾，崩中癥瘕，血閉寒熱，羸瘦，養胎。一名陵苕。生西海川谷及山陽。

豬苓味甘平，主痎瘧，解毒蠱疰不祥，利水道。久服輕身耐老。生衡山山谷及濟陰冤句，二月八月采。

白棘味辛寒，主心腹痛，癰腫潰膿，止痛。生雍州川

谷

龍眼味甘平主五藏邪氣安志厭食久服强魂聰明輕身不老通神明　一名益智　生南海山谷

衛矛味苦寒主女子崩中下血腹滿汗出除邪殺鬼毒蠱疰　一名鬼箭　生霍山山谷八月采

合歡味甘平主安五藏利心志令人歡樂無憂久服輕身明目得所欲　生益州山谷

松羅味苦平主瞋怒邪氣止虛汗頭風女子陰寒腫痛　一名女蘿生熊耳山川谷松樹上五月采

獸部七種

白馬莖味鹹平主傷中脈絶陰不起强志益氣長肌肉肥健生子眼主驚癇腹滿瘧疾當殺用之縣蹄主驚邪瘈瘲乳難辟惡氣鬼毒蠱蛀不祥生雲中平澤

鹿茸味甘溫主漏下惡血寒熱驚癇益氣强

志生齒不老角主惡創癰腫逐邪惡氣留
血在陰中
牛角鰓下閉血瘀血疼痛女人帶下血髓補
中塡骨髓久服增年膽可丸藥
羖羊角味鹹溫主青盲明目殺疥蟲止寒洩
辟惡鬼虎狼止驚悸久服安心益氣輕身
生河西川谷取無時
狗莖味鹹平主傷中陰痿不起令強熱大生

子除女子帶下十二疾膽主明目六月上伏取

羚羊角味鹹寒主明目益氣起陰去惡血注下辟蠱毒惡鬼不祥安心氣常不魘寐生石城山川谷及華陰山采無時

犀角味苦寒主百毒蠱疰邪鬼瘴氣殺鉤吻鴆羽蛇毒除邪不迷惑魘寐久服輕身生永昌山谷及益州

禽部三種

鸛矢味辛平主蠱毒鬼疰逐不祥邪氣破五癃利小便生高山平谷

伏翼味鹹平主目瞑明目夜視有精光久服令人喜樂媚好無憂生太山川谷立夏後采

天鼠矢味辛寒主面癰腫皮膚洗洗時痛腹中血氣破寒熱積聚除驚悸[redacted]一名石肝生合浦山谷十月十二月取

蟲魚部一十六種

蝟皮味苦平主五痔陰蝕下血赤白五色血汗不止陰腫痛引腰背酒煑殺之生楚山川谷田野取無時

露蜂房味苦平主驚癇瘈瘲寒熱邪氣癲疾鬼精蠱毒腸痔火熬之良生牂牱山谷七月七日采

鼈甲味鹹平主心腹癥瘕堅積寒熱去否息肉陰蝕痔惡肉生丹陽池澤取無時

蟹味鹹寒主胷中邪氣熱結痛喎僻面腫敗

漆燒之致鼠生伊洛池澤諸水中取無時

蚱蟬味鹹寒主小兒驚癇夜啼癲病寒熱生楊柳上五月采

蠐螬味鹹微溫主惡血血瘀痹氣破折血在脅下堅滿痛月閉目中淫膚青瞖白膜生河內平澤取無時

烏賊魚骨味鹹微溫主女子漏下赤白經枯血閉陰蝕腫痛寒熱癥瘕無子生東海池澤取無時

白殭蠶味鹹平。主小兒驚癇夜啼去三蟲滅黑䵟令人面色好。生潁川平澤四月取自死者

鮀魚甲味辛微溫主心腹癥瘕伏堅積聚寒熱女子崩中下血五色小腹陰中相引痛創疥死肌生南海池澤取無時

樗雞味苦平主心腹邪氣陰痿益精強志生子好色補中輕身生河內川谷樗樹上七月采

蛞蝓味鹹寒主賊風喎僻軼筋及脫肛驚癇

攣縮　一名陵蠡生太山池澤及陰地沙石下八月取

石龍子味鹹寒主五癃邪結氣破石淋下血利小便水道　一名蜥蜴生平陽川谷及荊山石間五月取

木蝱味苦平主目赤痛眥傷淚出淋血血閉寒熱酸㪍無子　一名魂常生漢中川澤五月取

蜚蝱味苦微寒主逐瘀血破下血積堅否癥瘕寒熱通利血脈及九竅生江夏川谷五月取

蜚蠊味鹹寒主血瘀癥堅寒熱破積聚喉咽痺內寒無子生晉陽川澤及人家屋間立秋采

䗪蟲味鹹寒主心腹寒熱洗洗血積癥瘕破堅下血閉生子大良一名地鼈生河東川澤及沙中十月取

果部一種

梅實味酸平主下氣除熱煩滿安心支體痛偏枯不仁死肌去青黑誌惡疾生漢中川谷五月采

米穀部二種

赤小豆味甘平主下水排癰腫膿血

大豆黃卷味甘平主濕痺筋攣膝痛塗癰腫

煮汁飲殺鬼毒止痛生太山平澤九月采

菜部五種

蓼實味辛溫主明目溫中耐風寒下水氣面目浮腫癰瘍馬蓼去腸中蛭蟲輕身生雷澤川澤

葱實味辛溫主明目補中不足其莖可作湯主傷寒寒熱出汗中風面目腫

薤味辛溫主金創創敗輕身不飢耐老生魯山平澤

假蘇味辛溫主寒熱鼠瘻瘰癧生瘡破結聚氣下瘀血　一名薑芥生漢中川澤

水蘇味辛微溫主下氣殺穀除飲食辟口臭去毒久服通神明輕身耐老生九眞池澤七月采

神農本草中品一卷

本草二　二十

神農本草三卷　第三卷

下品九部一百六種比舊少十四種

玉石部一十二種今併二種

石灰味辛溫主疽瘍疥瘙熱氣惡創癩疾死肌墮眉殺痔蟲去黑子息肉　一名堊灰生中山川谷

礜石味辛大熱主寒熱鼠瘻蝕倉死肌風痺腸中堅　一名青分石生漢中山谷及少室采無時

鈆丹味辛微寒主吐逆胃反驚癇癲疾除熱下氣煉化還成九光久服通神明生蜀郡平澤

粉錫味辛寒主伏尸毒螫殺三蟲一名解錫錫鏡鼻主女子血閉癥瘕伏腸絶孕生桂陽山谷

戎鹽味鹹寒主明目目痛益氣堅肌骨去毒蠱大鹽令人吐生胡鹽山及西羌北地酒泉福祿城東南角北海青南海赤十月采大鹽生邯鄲及河東池澤

代赭味苦寒主鬼疰風蠱毒殺精物惡鬼腹中邪氣女子赤沃漏下一名須丸生齊國山谷采無時

鹵鹹味苦寒主大熱消渴狂煩除邪及下蠱毒柔肌膚生河東鹽池

白堊味苦溫主女子寒熱癥瘕月閉積聚生邯鄲山谷采無時

冬灰味辛微溫主黑子去肬息肉疽蝕疥瘙

生方谷川澤

青琅玕味辛平主身蛘火創癰傷疥瘙死肌

生蜀郡平澤

草部上三十種

附子味辛溫主風寒欬逆邪氣溫中金創破癥堅積聚血瘕寒濕踒躄拘攣膝痛不能行步

生犍爲山谷及廣漢冬月采爲附子春采爲烏頭

烏頭味辛溫主中風惡風洗洗出汗除寒濕

痺欬逆上氣破積聚寒熱其汁煎之名射罔殺禽獸一名烏喙生朗陵山谷正月二月采長三寸以上爲天雄

天雄味辛溫主大風寒濕痺厤節痛拘攣緩急破積聚邪氣金創强筋骨輕身健行一名白幕生少皇山谷二月采根

半夏味辛平主傷寒寒熱心下堅下氣喉咽腫痛頭眩胷脹欬逆腸鳴止汗生槐里川谷五月八

月采根

虎掌味苦溫主心痛寒熱結氣積聚伏梁傷筋痿拘緩利水道生漢中山谷及寃句二月八月采

鳶尾味苦平主蠱毒邪氣鬼疰諸毒破癥瘕積聚去水下三蟲生九疑山谷五月采陶云是射干苗

大黃味苦寒主下瘀血血閉寒熱破癥瘕積聚留飲宿食蕩滌腸胃推陳致新通利水穀調中化食安和五藏生河西山谷及隴西二月八月采根

葶藶味辛寒主癥瘕積聚結氣飲食寒熱破堅逐邪通利水道 一名大室 生藁城平澤及田野立夏後采實

桔梗味辛微溫主胷脅痛如刀刺腹滿腸鳴幽幽驚恐悸氣 生嵩高山谷及冤句二月八月采根

莨菪子味苦寒主齒痛出蟲肉痹拘急使人健行見鬼多食令人狂走久服輕身走及奔馬強志益力通神 一名橫唐 生海濱川谷及

雍州五月采子

草蒿味苦寒主疥瘙痂痒惡創留熱在骨節間明目生華陰川澤

旋復花味鹹溫主結氣脅下滿驚悸除水去五藏間寒熱補中下氣生平澤川谷五月采花

藜蘆味辛寒主蠱毒欬逆洩利腸澼頭瘍疥瘙惡創殺諸蟲毒去死肌生太山山谷三月采根

鉤吻味辛溫主金創乳痓中惡風欬逆上氣

水腫殺鬼疰蠱毒　一名野葛生傅高山谷及會稽東野

射干味苦平主欬逆上氣喉痺咽痛不得消息散結氣腹中邪逆食飲大熱　一名烏蒲生南陽川谷田野三月三日采根

蛇含味苦微寒主驚癇寒熱邪氣除熱金創疽痔鼠瘻惡創頭瘍　一名蛇銜生益州山谷八月采

常山味苦寒。主傷寒寒熱熱發溫瘧鬼毒胷中痰結吐逆生益州川谷及漢中八月采根

蜀漆味辛平主瘧及欬逆寒熱腹中癥堅否結積聚邪氣蠱毒鬼疰生江林山川谷及蜀漢中常山茁也五月采葉

甘遂味苦寒主大腹疝瘕腹痛。面目浮腫留飲宿食破堅癥積聚利水穀道一名主田生中山川谷二月采根

白斂味苦平主癰腫疽創散結氣止痛除熱目中赤小兒驚癇溫瘧女子陰中腫痛生衡山山谷二月八月采根

青葙子味苦微寒主邪氣皮膚中熱風瘙身痒殺三蟲生平谷道傍三月采莖葉五月六月采子

雚菌味鹹平主心痛溫中去長蟲白瘲蟯蟲蛇螫毒癥瘕諸蟲生東海池澤及勃海章武八月采

白及味苦平主癰腫惡創敗疽傷陰死肌胃

中邪氣賊風鬼擊痱緩不收　一名甘根生北山川谷又宛句及越山

大戟味苦寒主蠱毒十二水腹滿急痛積聚中風皮膚疼痛吐逆　一名邛鉅生常山十二月采根

澤漆味苦微寒主皮膚熱大腹水氣四支面目浮腫丈夫陰氣不足生太山川澤三月三日七月七日采莖葉

茵芋味苦溫主五藏邪氣心腹寒熱羸瘦如瘧狀發作有時諸關節風濕痺痛生太山川谷三月三日采葉

貫衆味苦微寒主腹中邪熱氣諸毒殺三蟲一名扁府生玄山山谷及寃句少室山二月八月采根

蕘花味苦寒主傷寒溫瘧下十二水破積聚大堅癥瘕蕩滌腸胃中留癖飲食寒熱邪氣利水道生咸陽川谷及河南中牟六月采花

牙子味苦寒主邪氣熱氣疥瘙惡瘍創痔去白蟲　一名狼牙生淮南川谷及寃句八月采根

羊躑躅味辛溫主賊風在皮膚中淫淫痛溫瘧惡毒諸痺生太行山川谷及淮南山三月采花

草部下一十九種

商陸味辛平主水脹疝瘕痺熨除癰腫殺鬼精物　一名蓫根生咸陽川谷

羊蹄味苦寒主頭秃疥瘙除熱女子陰蝕

一名鬼目生陳留川澤

萹蓄味苦平主浸淫疥瘙疽痔殺三蟲生東萊山谷五月采

狼毒味辛平主欬逆上氣破積聚飲食寒熱水氣惡創鼠瘻疽蝕鬼精蠱毒殺飛鳥走獸一名續毒生秦亭山谷及奉高二月八月采根

白頭翁味苦溫主溫瘧狂易寒熱癥瘕積聚癭氣逐血止痛療金創一名野丈人生嵩

山山谷及田野四月采

鬼臼味辛溫主殺蠱毒鬼疰精物辟惡氣不詳逐邪解百毒　一名爵犀生九眞山谷及寃句二月八月采根

羊桃味苦寒主熛熱身暴赤色風水積聚惡瘍除小兒熱　一名羊腸生山林川谷及田野二月采

連翹味苦平主寒熱鼠瘻瘰癧癰腫惡創瘻瘤結熱蠱毒　一名異翹生太山山谷八月采

翹根味甘寒主下熱氣益陰精令人面悅好
明目久服輕身耐老

藺茹味辛寒主蝕惡肉敗創死肌殺疥蟲排
膿惡血除大風熱氣善忘不樂生代郡川谷五月采
根

烏韭味甘寒主皮膚往來寒熱利小腸膀胱
氣生山谷石上

鹿藿味苦平主蠱毒女子腰腹痛不樂腸癰

瘯瘲瘍氣生汶山山谷

蚤休味苦微寒主驚癇搖頭弄舌熱氣在腹中癲疾癰瘡陰蝕下三蟲去蛇毒生山陽川谷及宛句

石長生味鹹微寒主寒熱惡創大熱辟鬼氣不詳生咸陽山谷

陸英味苦寒主骨間諸痺四支拘攣疼酸膝寒痛陰痿短氣不足腳腫生熊耳川谷及寃句立秋采

藎草味苦平主久欬上氣喘逆久寒驚悸痂疥白禿瘍氣殺皮膚小蟲生青衣川谷九月十月采

牛扁味苦微寒主身皮創熱氣可作浴湯殺牛蝨小蟲又療牛病生桂陽川谷

夏枯草味苦寒主寒熱瘰癧鼠瘻頭創破癥散癭結氣腳腫濕痺輕身一名乃東生蜀郡川谷四月采

女青味辛平主蠱毒逐邪惡氣殺鬼溫瘧辟

不詳　一名雀瓢生朱崖八月采

木部一十八種

巴豆味辛溫主傷寒溫瘧寒熱破癥瘕結聚堅積留飲痰癖大腹水。脹。蕩練五藏六府開通閉塞利水穀道去惡肉除鬼毒蠱疰邪物殺蟲魚生巴郡川谷八月采

蜀椒味辛溫主邪氣欬逆溫中逐骨節皮膚死肌寒濕痺痛下氣久服之頭不白輕身

增年生武都川谷及巴郡八月采實

皁莢味辛溫主風痺死肌邪氣風頭淚出利九竅殺精物生雍州川谷及魯鄒縣九月十月采莢

柳華味苦寒主風水黃疸面熱黑葉主馬疥痂倉實主潰癰逐膿血生琅邪川澤

楝實味苦寒主溫疾傷寒大熱煩狂殺三蟲疥瘍利小便水道生荊山山谷

郁李仁味酸平主大腹水腫面目四支浮腫

利小便水道根主齒斷腫齲齒堅齒生高山川谷及北陵上五月六月采根

莽草味辛溫主風頭癰腫乳癰疝瘕除結氣疥瘙殺蟲魚一名葞生上谷山谷及冤句五月采葉

雷丸味苦寒主殺三蟲逐毒氣胃中熱利丈夫女子作摩膏除小兒百病生石城山谷及漢中土中八月采根

桐葉味苦寒主惡蝕創著陰皮主五痔殺三

蠱花主傳豬創飼豬肥大三倍生桐柏山谷

梓白皮味苦寒主熱去三蟲葉擣傅豬創飼豬肥大三倍生河內山谷

石南味辛平主養腎氣內傷陰衰利筋骨皮毛實殺蠱毒破積聚逐風痹生華陰山谷二月四月采葉八月采實

黃環味苦平主蠱毒鬼疰鬼魅邪氣在藏中除欬逆寒熱生蜀郡山谷三月采根

溲疏味辛寒主身皮膚中熱除邪氣止遺溺可作浴湯生熊耳川谷及田野故北虛地四月采

鼠李主寒熱瘰癧創生田野采無時

藥實根味辛溫主邪氣諸痺疼酸續絶傷補骨髓一名連木生蜀郡山谷采無時

欒華味苦寒主目痛淚出傷眥消目腫生漢中川谷五月采

蔓椒味苦溫主風寒濕痺歷節疼除四支厥

氣膝痛生雲中川谷及北一冢間采莖根

芫花味辛溫。主欬逆上氣喉鳴喘咽腫短氣蠱毒鬼瘧疝瘕癰腫殺蟲魚生淮源川谷三月三日采花

獸部四種

豚卵味甘溫主驚癇癲疾鬼疰蠱毒除寒熱賁豚五癃懸蹄主五痔伏熱在腸腸癰內蝕

麋脂味辛温主癰腫惡創死肌寒風濕痺四支拘緩不收風頭腫氣通腠理生南山山谷及淮海邊十月取

鼺鼠主墮胎令產易生山都平谷

六畜毛蹄甲味鹹平主鬼疰蠱毒寒熱驚癇癲痓狂走駱駝毛尤良

蟲魚部一十七種

蝦蟇味辛寒主邪氣破癥堅血癰腫陰創服

之不患熱病生江湖池澤五月五日取

馬刀味辛微寒主漏下赤白寒熱破石淋殺禽獸賊鼠生江湖池澤及東海取無時

蛇蜕味鹹平主小兒百二十種驚癇瘈瘲癲疾寒熱腸痔蠱毒蛇癇火熬之良一名龍子衣生荊州川谷及田野五月五日十五日取之

白頸蚯蚓味鹹寒主蛇瘕去三蟲伏尸鬼疰蠱毒殺長蟲仍自化作水生平土三月取

蜈蚣味辛溫主鬼疰蠱毒噉諸蛇蟲魚毒殺
鬼物老精溫瘧去三蟲生大吴川谷江南
斑猫味辛寒主寒熱鬼疰蠱毒鼠瘻惡創疽
蝕死肌破石癃生河東川谷八月取
貝子味鹹平主目翳鬼疰蠱毒腹痛下血五
癃利水道燒用之良生東海池澤
石蠶味鹹寒主五癃破石淋墮胎肉解結氣
利水道　一名沙蝨生江漢池澤

雀甕味甘平主小兒驚癇寒熱結氣蠱毒鬼疰　一名躁舍　生樹枝間蛅蟖房也八月取

蜣蜋味鹹寒主小兒驚癇瘈瘲腹脹寒熱大人癲疾狂易火熬之良　生長沙池澤五月五日取

螻蛄味鹹寒主產難出肉中刺潰癰腫下哽噎解毒除惡創夜出者良　生東城平澤夏至取

馬陸味辛溫主腹中大堅癥破積聚息肉惡創白禿■一名百足　生玄菟川谷

地膽味辛寒主鬼疰寒熱鼠瘻惡創死肌破癥瘕墮胎一名蚖青生汶山川谷八月取

鼠婦味酸溫主氣癃不得小便婦人月閉血瘕癇痓寒熱利水道生魏郡平谷及人家地上五月五日取

螢火味辛微溫主明目小兒火創傷熱氣蠱毒鬼疰通神精生階地池澤七月七日取

衣魚味鹹溫主婦人疝瘕小便不利小兒中風項强背起摩之生咸陽平澤

彼子味甘溫主腹中邪氣去三蟲蛇螫蠱毒鬼疰伏尸生永昌山谷

果部二種

桃核仁味苦平主瘀血血閉瘕邪氣殺小蟲桃花殺疰惡鬼令人好顏色桃梟微溫主殺百鬼精物桃毛主下血瘕寒熱積聚無子桃蠹殺鬼邪惡不祥生太山川谷七月采

杏核仁味甘溫主欬逆上氣雷鳴喉痺下氣

產乳金創寒心賁豚生晉山川谷

米穀部一種

腐婢味辛平主痎瘧寒熱邪氣洩利陰不起病酒頭痛生漢中小豆花也七月采

菜部二種

苦瓠味苦寒主大水面目四支浮腫下水令人吐生晉地川澤

水蘄味甘平主女子赤沃止血養精保血脈

益氣令人肥健嗜食生南海池澤

人部一種

髮髲味苦溫主五癃關格不通利小便水道療小兒癇大人痓仍自還神化

神農本草下品一卷

清光緒姜國伊輯復本《神農本草經》

楊明明

提要

姜國伊，字尹人，生卒年不詳，岷陽（今四川省成都市郫都區）人。清光緒十二年（一八八六）舉人。姜氏自幼聰穎，立志窮經，涉獵漢唐宋儒，箋注傳訓，尤精于《易》，平生著有儒家著作二十餘種，并精于醫理，大部分著作被收入《守中正齋叢書》中。《郫縣志·儒林傳》載：『論者謂其經學優于詩賦，詩賦優于文章，醫學則在經學、詩賦之間，識者以爲篤論。』姜氏于咸豐末久病不愈，遂潛心醫學，除輯復《神農本經》外，還撰有《本經經釋》《脉經真本》《傷寒方經解》《姜氏醫學六種》等，與《神農本經》輯本合刊爲《姜氏醫學叢書》。

姜氏所輯《神農本經》爲白文本，無注訓。《本經經釋》爲注解《神農本經》的專門著作，即其《神農本經》自序所謂『國伊經注，另列卷幅』。自序後有補記，詳述姜氏成書經過：

咸豐庚申，久病不愈，究心醫學。歲辛酉（一八六一），日注《神農本經》，同治壬戌季冬得一百八十藥，郫茂才周君命三手爲抄存迄，歲辛未（一八七一），復得藥百種，洞子口市醫戴姓以術借抄，遂名籍繁江諸邑。光緒丙子（一八七六），遇賊黄河，行李全失，戴愈靳此書不出也。歲辛卯（一八九一）周君病將没，以抄稿復歸。國伊當是時繫心聖經，亦未暇終此事也。壬辰（一八九二）夏，疫幾徧天下，慨然念古聖苦心，萬世民命，乃全注之。撰用《內經》，詳加詮釋，遵孔子贊《易》體例，經傳分列。國伊昔年舊注，但拈大意，今日續注，隻字無遺，俾聖人復起，必從吾言。茲略記其梗概云爾。

由此可知，其《神農本經》白文本與《本經經釋》乃同時撰著，其輯復訓釋工作歷時三十餘年。

姜氏所輯《神農本經》，不分卷。首爲『名例』，附『名例補正四則』。次爲三品目録，襲用《本草綱目》卷二之舊目，目録後題『右陶宏(弘)景白字神農本經三品舊目』；後附『本經舊目補正(李時珍本)』，補入《本草綱目》目録所無之升麻(上品)、鷹屎白(中品)、由跋及赭魁(下品)四種藥名；又附『本經藥品補正(吳普本)』，列粟米、黍米兩條；後又有『本經考正』一段。再次爲三品藥物正文，不分卷，以上經、中經、下經區分之。其大字爲所輯《本經》白文，小字注文記有各藥的生境及依據其所言『吳普本』所作校注。

三品藥物部分，包括各藥的性味、名、主治、功效等文字。姜國伊本正文獨特之處有二：一是首次將『有毒無毒』字樣納入輯本正文；二是在每藥的《本經》佚文『味』字之前均增入『氣』字(此與《本草綱目》同，《證類本草》、《新修本草》殘卷等均無)。

姜國伊本佚文主要依據《本草綱目》及當時行世的兩種『吳普本』(粵東本及蜀局本)。其自序有詳述：

惟《神農本經》爲時珍《綱目》所亂，粵東、蜀局所刊吳普本，字句乖訛，不勝指數。嗚呼！聖人憂民，心存萬世，既竭心思，復極見聞，豈容小儒妄加竄易？夫陶氏所傳，本于仲景，吳普所傳，本于華佗，兩本品味參差、文字多寡互相出入，幸而陶氏猶存三品舊目，三百六十五藥燦列具陳，據《本經》舊目考次李本，詳附吴本，一字無遺，所多六藥，補正附記。

自序後的編寫凡例中也提到其所依據的材料：

蜀局本任意增減處甚多，廣東本則繕寫刊校者均以粗心貽誤，惟李時珍本原文校對頗善，然亦有錯誤處，今正之。

凡本經一名，有方言，有轉音，有精義，古聖備存之，蓋慎也。蜀局本任意增減處最多。今以李時珍本爲定，以吴普本附之。

姜氏所謂的『吴普本』，馬繼與先生推測是清代早期王謨氏的《吴普本草》輯本。他謂：『此輯本曾被收入《漢唐地理書抄》（叢書）。其書目見一九一九年出版的沈乾一氏撰《叢書書目彙編》中，其撰年爲一七三六年（乾隆元年），早于姜氏輯本一百五十六年。姜氏所見應即此一書。惟此書今已未見藏所。』（《神農本草經輯注》，人民衛生出版社，二〇一三年版，第六百—六百零一頁）王家葵先生則認爲姜氏所稱之『粵東本』的『吴普本』當即孫星衍、孫馮翼所輯《神農本草經》，二孫本題『吴普等述』，且生山谷、生川澤字樣『猶屬完備』，只是不知是指二孫本的某一廣東翻刻本，還是附刊有二孫本的葉玉詵著《神農本草經贊》。蜀局本『任意增減處甚多』，據姜國伊本『本經藥品補正』後小注有『蜀尊經書局』云云，則知姜氏所稱『蜀局本』實爲王闓運所輯的《神農本草》，姜氏將之與二孫輯本混爲一談。（王家葵，張瑞賢著《〈神農本草經〉研究》，北京科學技術出版社，二〇〇一年版，第三百六十七頁；王家葵、楊静等《姜國伊〈神農本經〉輯本考論》，《中藥與臨床》，二〇二一年第十二卷第三期，第九十二頁）王闓運主講于尊經書院時，姜氏曾條舉『四書』疑義數十以問，王闓運亟稱之。（李冬梅《姜國伊與

《守中正齋叢書》》,《巴蜀史志》,二〇二二年第三期,第七十八—八十一頁)。同在蜀地的姜氏當時應該比較容易看到王闓運所輯之《神農本草》,只是爲何也稱『吴普本』,令人費解。

姜國伊本引據的文獻僅限于《本草綱目》以及被稱爲『吴普本』的兩個版本。從其所輯内容來看,姜氏當時并未參考《證類本草》。《本草綱目》中的《本經》佚文在傳世古籍中出現時間較晚,而姜氏所見的『吴普本』更不足爲據。从姜氏序言『夫陶氏所傳,本于仲景,吴普所傳,本于華佗』可知,他對本草文獻的特點和歷代本草沿革并没有比較清晰的認識,所以姜國伊本的學術評價并不太高,但此本與姜氏所著《本經經釋》可以互相參看,《本經經釋》撰用《内經》詳加詮釋,『以聖解聖』强調藥性、功效,可以比較完整地體現姜氏的醫學思想。

北京中醫藥大學圖書館藏兩種姜氏《神農本經》:一種爲任應秋先生所藏清光緒十八年(一八九二)成都黄氏茹古書局《姜氏醫學叢書》刻本,該本收録于《中国本草全书》(华夏出版社,一九九九年);一種爲清代四川天彭木刻本,上有收藏者批注,該本不見于《中国中医古籍总目》,亦未見著録于其他書目,爲便于查覽,此次影印選擇這一版本。

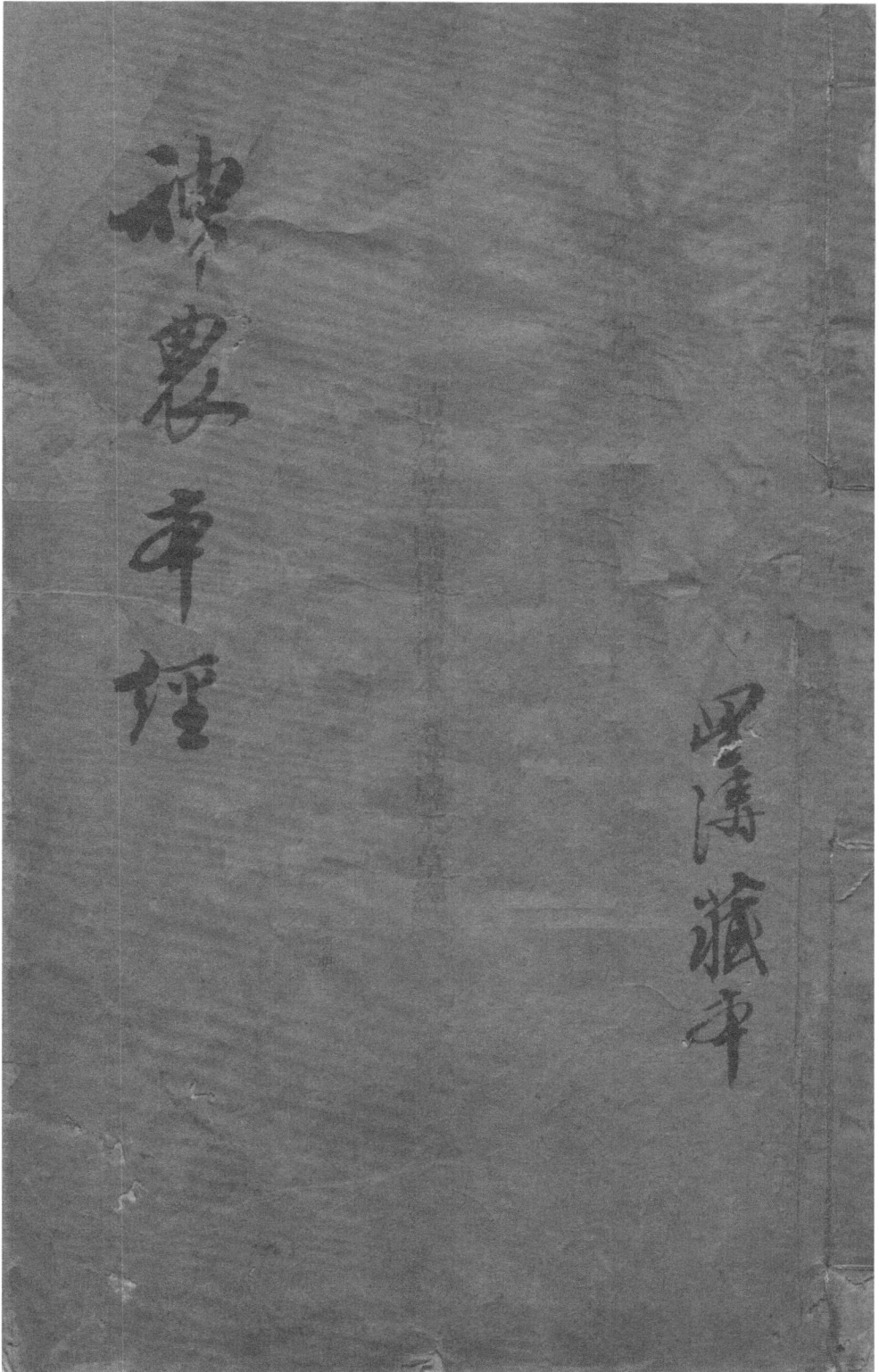

神農本經

墨濤藏本

岷陽尹人姜國伊先生纂述

神農本經

天彭寶師堂翻存

序

間嘗怪孫思邈後、無復名醫、何古今人、材智學術之相懸。如此、其甚也。嗚乎、天生聖人為天下也。自農軒經晦。民命日蹙。世豈無一二豪傑之士。振興絕學。然而朱丹溪、劉河間、李東垣輩。以分門別戶誤之。外臺証治準繩。時珍綱目輩。以貪多務博誤之。喻嘉言、徐靈胎、柯韻伯、張隱菴、葉天士輩。以一知半解。注疏誤之。陳修園輩。以困陋乘便誤之。夫脉學不務精詳。藥物不識主用。針灸不別榮衛。學者射利。高者弋名。措億兆命於醉生夢死之中。冷眼旁觀。能無痛悼。光緒壬辰。春闈下第。困疾京師。取道泰安。買舟淮浦。泝江西上。抵萬縣。遵陸與歸。萬里沈痾。時形危篤。內子偕行。殊深憂灼。國伊惟慎風寒。節飲食。寡思慮。甘淡素。凡諸方藥。悉從屏絕。歸養餘疾。貌轉豐腴。當是時、癘疫流行。幾半天下。一邑一鄉。死逾千百。

覯其吐利汗厥僅一霍亂若予以乾薑附子去草加米四逆輩猶可十生六七而世醫競加攻伐或投辛熱諸藥國伊端居成都謗害叢雜曾不能置喙其間慨然念傷寒方經解王叔和脉經久已刊行而馬元臺靈樞素問經註成無已張隱菴傷寒論註註雖不佳聖經本文猶屬完備惟神農本經爲時珍綱目所亂粵東蜀局所刊吳普本字句乖訛不勝指數嗚乎聖人憂民心存萬世旣竭心思復極見聞豈容小儒妄加竄易夫陶氏所傳本於仲景吳普所傳本於華佗兩本品味參差文字多寡互相出入幸而陶氏猶存三品舊目三百六十五藥燦列具陳茲據本經舊目考次李本詳附吳本一字無遺所多六藥補正附記國伊經註另列卷幅嗚乎聖人之道不離體仁聖人之心不過至誠必欲行誠不外敬愼孔子曰可久則賢人之德可大則賢人之業後有哲人當以已心

全古聖心謹守是書勿事妄作知必爲天地鬼神所福也已

大清光緒十有八年秋七月戊子岷陽姜國伊謹序

本經原文一字不可增減自非心性中正得孔子五經正宗及熟精內經傷寒論諸書能作周漢以上文字者不能辨別也蜀局本任意增減處甚多廣東本則繕寫刊校者均以粗心貽誤惟李時珍本原文校對頗善然亦有錯誤處今正之

凡本經一名有方言有轉音有精義古聖備存之蓋慎也蜀局本任意增減處最多今以李時珍本爲定以吳普本附之

本經但言生山谷生川澤不稱地名則以地名隨時改易而山谷川澤無變遷也李時珍本削之全無識見蜀局本以別錄混之亦欠斟酌惟廣東本猶屬完備今從之

本經但言味甘平味辛溫則以藥味亦水穀之屬而味能統氣

也。然國伊見各直省書肆，皆氣味並稱。夫病在氣機，治病亦在氣機。今仍留氣字。

吳本目錄不合三品次序，多寡今幾以陶氏舊目為定。

咸豐庚申，外病不愈，究心醫學。歲辛酉日註神農本經。同治壬戌季冬，得一百八十藥。鄭茂才周君[illegible]命三手為抄存。迄歲辛未，復得藥百種。洞子口市醫戴姓，以術借抄，遂名籍繁江諸邑。光緒丙子，遇賊黃河，行李全失，戴愈靳此書不出也。歲辛卯，周君病將沒，以抄稿復歸。國伊當是時繫心聖經，亦未暇終此事也。壬辰夏疫幾遍天下，慨然念古聖苦心，萬世民命，乃全註之。撰用內經，詳加詮釋，遵孔子贊易體例，經傳分列。國伊昔年舊註，但括大意。今日續註，隻字無遺，俾聖人復起，必從吾言。茲略記其梗概云爾。姜國伊又識。

名例

上藥一百二十種（吳本少五字）為君主養命以應天無毒多服久服不傷人欲輕身益氣不老延年者本上經

中藥一百二十種為臣主養性以應人無毒有毒斟酌其宜欲遏病補虛（吳本無虛字）羸者本中經

下藥一百二十五種為佐使主治病以應地多毒不可久服欲除寒熱邪氣破積聚愈疾者本下經（吳本同）

三品合三百六十五種法三百六十五度一度應一日以成一歲

自此以下吳本無

藥有君臣佐使以相宣攝合和宜一君二臣三佐五使又可一君三臣九佐使也

藥有陰陽配合子母兄弟

根、莖、花、實、苗、皮、骨、肉。

有單行者。有相須者。有相使者。有相畏者。有相惡者。有相反者。有相殺者。凡此七情合和視之。當用相須相使者良。勿用相惡相反者。若有毒宜制。可用相畏相殺者。不爾勿合用也。

藥有酸、鹹、甘、苦、辛五味。又有寒、熱、温、涼四氣。國伊以爲宜作寒熱温涼平五氣及有毒無毒。

陰乾暴乾。採造時月生熟。土地所出。眞僞陳新。並各有法。

藥性有宜丸者。宜散者。宜水煮者。宜酒漬者。宜膏煎者。亦有一物兼宜者。亦有不可入湯酒者。並隨藥性。不得違越。

欲療病。先察其源。先候病機。五藏未虛。六腑未竭。血脉未亂。精神未散。服藥必活。若病已成。可得半愈。病勢已過。勢將難全。

若用毒藥療病先起如黍粟病去卽止不去倍之不去十之取去爲度

療寒以熱藥療熱以寒藥飲食不消以吐下藥鬼疰蠱毒以毒藥癰腫瘡瘤以瘡藥風濕以風濕藥名隨其所宜

病在胸膈以上者先食後服藥病在心腹以下者先服藥而後食病在四肢血脉者宜空服而在旦病在骨髓者宜飽滿而在夜

夫大病之主有中風傷寒寒熱溫瘧中惡霍亂大腹水腫腸澼下利大小便不通奔豚上氣欬逆嘔吐黃疸消渴留飲癖食堅積癥瘕顛邪驚癇鬼疰喉痺齒痛耳聾目盲金瘡踒折癰腫惡瘡痔瘻癭瘤男子五勞七傷虛乏之羸瘦女子帶下崩中血閉陰蝕蟲蛇蠱毒所傷此大略宗兆其間變動枝葉各宜依端緒以收之

梁陶宏景撰

名例補正四則

本經一藥主一病。自素問君臣佐以制方。藥始配合。凡相須相使。相畏相惡相反相殺。皆後人考定。茲不贅錄。

本經主用。當分某層當分某段。有在皮者。有在肌者。有在筋骨者。有在經絡者。有在腑者。有在藏者。不可混也。有在頭者。有在手者。有在足者。有在胸背者。有在腹股者。有在中者。不可混也。

夫病者氣也。內經九鍼則神妙也。自後俗澆漓。內傷外感。必劑毒藥。乃能愈也。經曰、久而增氣化之常也。氣增而久。夭之由也。凡本經言久服輕身。皆主病也。無病參蔑不可試也。況金石乎。重病用石。亦綿裹也。況無病乎。夫微病不藥。傳化必甚。不明藥性。必致殺人。夫平居慎養。讀經慎思。臨病慎藥。守此三慎。庶有瘳乎。

本經採、造時月。今不可、考。姑從別錄。

姜國伊述補

神農本經目錄

上品藥一百二十種

丹砂　雲母　玉泉　石鍾乳　礬石
消石　朴消　滑石　空青　曾青
白餘糧　太一餘糧　白石英　紫石英　五色石脂
菖蒲　菊花　人參　天門冬　甘草
乾地黃　朮　菟絲子　牛膝　茺蔚子
女萎　防葵　麥門冬　獨活　車前子
木香　薯蕷　薏苡仁　澤瀉　遠志
龍膽　細辛　石斛　巴戟天　白英
白蒿　赤箭　菴蕳子　菥蓂子　蓍實
赤芝　黑芝　青芝　白芝　黃芝

麝香　熊脂　白膠　阿膠　石蜜
蜂子　蜜蠟　牡蠣　龜甲　桑螵蛸

中品藥一百二十種

雄黃　雌黃　石硫黃　水銀　石膏
磁石　凝水石　陽起石　理石　長石
石膽　白青　扁青　膚青　乾薑
枲耳實　葛根　括樓　苦參　茈胡
芎藭　當歸　麻黃　通草　芍藥
蠡實　瞿麥　玄參　秦芁　百合
知母　貝母　白芷　淫羊藿　黃芩
石龍芮　茅根　紫菀　紫草　茜根
敗醬　白鮮皮　酸漿　紫參　藁本

狗脊 萆薢 白兔藿 營實 白薇
薇銜 翹根 水萍 王瓜 地榆
海藻 澤蘭 防已 牡丹 款冬花
石韋 馬先蒿 積雪草 女菀 王孫
蜀羊泉 爵床 卮子 竹葉 蘖木
吳茱萸 桑根白皮 蕪荑 枳實 厚樸
秦皮 秦椒 山茱萸 紫葳 豬苓
白棘 龍眼 木蘭 五加皮 衛矛
合歡 彼子 梅實 桃核仁 杏核仁
蓼實 葱實 薤 假蘇 水蘇
水靳 髮髲 白馬莖 鹿茸 牛角鰓
羖羊角 牡狗陰莖 羚羊角 犀角 牛黃

豚卵　麋角　丹雄雞　鴈肪　鼈甲
鮀魚甲　蠡魚　鯉魚膽　烏賊魚骨　海蛤
文蛤　石龍子　露蜂房　蚱蟬　白僵蠶

下品藥一百二十五種

孔公孽　殷孽　鐵粉　鐵落　鐵
鉛丹　粉錫　錫鏡鼻　代赭　戎鹽
大鹽　鹵鹹　青琅玕　礜石　石灰
白堊　冬灰　附子　烏頭　天雄
半夏　虎掌　鳶尾　大黃　葶藶
桔梗　莨菪子　草蒿　旋覆花　藜蘆
鉤吻　射干　蛇含　常山　蜀漆
甘遂　白歛　青葙子　雚菌　白及

大戟　澤漆　茵芋　貫衆　蕘花
牙子　羊躑躅　芫花　姑活　別羈
商陸　羊蹄　萹蓄　狼毒　鬼臼
白頭翁　羊桃　女青　連翹　石下長卿
藺茹　烏韭　鹿藿　蚤休　石長生
陸英　藎草　牛扁　夏枯草　屈草
巴豆　蜀椒　皂莢　柳華　楝實
郁李仁　莽草　雷丸　梓白皮　桐華
石南　黃環　溲疏　鼠李　松蘿
藥實根　蔓椒　欒華　淮木　大豆黃卷
腐婢　瓜蒂　苦瓠　六畜毛蹄甲　燕屎
天鼠屎　鼺鼠　伏翼　蝦蟇　馬刀

蟹　蛇蛻　猬皮　蠮螉　蜣蜋
蛞蝓　白頸蚯蚓　蠐螬　石蠶　雀甕
樗雞　斑猫　螻蛄　蜈蚣　馬陸
地膽　螢火　衣魚　鼠婦　水蛭
木宝　蜚宝　蜚蠊　䗪蟲　貝子

右陶宏景白字神農本經三品舊目

岷陽姜國伊述

本經舊目補正　李時珍本

上品

升麻　考吳普本並無石下長卿陶宏景謂與徐長卿是一物神農時亦無徐姓自應併徐長卿入石下長卿條以升麻補之

中品

鷹屎白　本經伏翼一名天鼠自應併天鼠屎入伏翼條以鷹屎白補之

下品

由跋　虎掌乃由跋宿根由跋即虎掌新根自應併入虎掌條

豬魁　蘇恭謂大翹生下溼地故用根小翹生岡原上故用翹況連翹無毒翹根有毒自應併連翹入中品翹根條以豬魁補之

本經藥品補正　吳普本

粟米　神農五穀而稻麥不入藥品者以其爲南北人所日用也自應併粟米黍米入大豆黃卷條

黍米　蜀尊經書局敘以爲唐本退六種不知少何種蓋即此補正六藥也

本經考正

史記秦焚書所不去者天官卜筮醫藥種樹之書漢書藝文志載黃帝內經十八卷經曰三品何謂岐伯曰所以明善惡之殊貫也樹天之度四時陰陽合之列星辰與日月光以彰經術上通神農著至教然則本經者神農作也疑之者萬世罪人也　美國伊述正

即今之硃砂

即今之雲母石

神農本經

上經　　　　岷陽姜國伊輯述

丹砂氣（吴本無氣字後倣此）味甘微寒無毒（吴本無無毒二字後倣此）主身體五藏百病養精神安魂魄益氣明目殺精魅邪惡鬼久服通神明不老能化爲澒（吴本有生山谷字後倣此）

雲母氣味甘平無毒主身皮死肌中風寒熱如在車船上除邪氣安五藏益子精明目久服輕身延年一名雲珠一名雲華一名雲英一名雲液一名雲沙一名璘石（生山谷）

玉泉氣味甘平無毒主五藏百病柔筋強骨安魂魄長肌肉益氣利血脉（吴本無利血脉三字）久服耐寒暑不饑渴不老神仙人臨死服五斤三年色不變一名玉札（生山谷）

石鍾乳氣味甘溫無毒主欬逆上氣明目益精安五藏通百節利

九竅下乳汁 生山谷

礬石氣味酸寒無毒主寒熱洩利白沃陰蝕惡瘡目痛堅 吳本下多筋字 骨齒鍊餌服之輕身不老增年一名羽涅 生山谷

消石氣味苦寒無毒主五藏積熱胃脹 吳本脹作張 閉滌去蓄結飲食推陳致新除邪氣鍊之如膏久服輕身一名芒硝 生山谷

朴消氣味苦寒無毒主百病除寒熱邪氣逐六藏 吳本藏作府 積聚結固留癖能化七十二種石鍊餌服之輕身神仙 生山谷

滑石氣味甘寒無毒主身熱洩澼女子乳難癃閉利小便蕩胃中積聚寒熱益精氣久服輕身耐饑長年 生山谷

空青氣味甘酸 吳本無酸字 寒無毒主青盲耳聾明目利九竅通血脉養精神益肝氣 吳本無益肝氣三字 久服輕身延年 吳本此下多不老能化銅鐵鉛錫作金生山谷十三字後倣此

曾青氣味酸小寒無毒主目痛止淚出風痹利關節通九竅破癥堅積聚久服輕身不老吳本能化金銅生山谷

白餘糧氣味甘寒無毒主欬逆寒熱煩滿下吳本下多利字赤白血閉癥瘕大熱鍊餌服之不饑輕身延年生池澤及山島中

太一餘糧氣味甘平無毒主欬逆上氣癥瘕血閉漏下除邪氣肢節不利吳本無肢節不利四字久服耐寒暑不饑輕身飛行千里吳本下有若字神仙一名石腦生山谷

白石英氣味甘微溫無毒主消渴陰痿不足欬逆胸膈間久寒益氣除風溼痹久服輕身長年生山谷

紫石英氣味甘溫無毒主心腹欬逆邪氣補不足女子風寒在子宮絕孕十年無子久服溫中輕身延年生山谷

五色石脂吳本作青石赤石黃石白石黑石脂等十二字氣味五種石脂竝吳本無五種石脂竝數字

甘平無毒主黃疸洩利腸澼膿血陰蝕下血赤白邪氣癰腫疽痔惡瘡頭瘍疥瘙（吳本瘙作搔）久服補髓益氣肥健不饑輕身延年五石脂各隨五色補五藏（生山谷中）

菖（吳本作昌）蒲氣味辛溫無毒主風寒濕痹欬逆上氣開心孔補五藏通九竅明耳目出音聲（吳本作聲音）主耳聾癰瘡溫腸胃止小便利（吳本無此十一字）久服輕身不忘不迷惑延年益心智高志不老（吳本無此七字）一名昌陽（生池澤）

鞠華氣味苦平無毒主諸（吳本無諸字）風頭眩腫痛目欲脫淚出皮膚死肌惡風濕痹久服利血氣輕身耐老延年一名節華（生川澤及田野）

人參氣味甘微寒無毒主補五藏安精神定魂魄止驚悸除邪氣明目開心益智久服輕身延年一名人銜一名鬼蓋（生山谷）

天門冬、氣味苦平無毒主諸暴風溼偏痺强骨髓殺三蟲去伏屍久服輕身益氣延年不饑（吳本無不饑字）一名顛勒生山谷

甘草、氣味甘平無毒主五藏六腑寒熱邪氣堅筋骨長肌肉倍氣（吳本無氣字）力金瘡尰解毒久服輕身延年生川谷

乾地黃、氣味甘寒無毒主（吳本折跌絕筋四字在此下）傷中逐血痺塡骨髓長肌肉作湯除寒熱積聚除痺療折跌絕筋（吳本生者尤良四字在久服上）久服輕身不老生者尤良一名地髓生川澤

朮、氣味甘（吳本作苦）溫無毒主風寒溼痺死肌痙疸止汗除熱消食作煎餌久服輕身延年不饑一名山薊生山谷

菟絲子、氣味辛甘平無毒主續絕傷補不足益氣力肥健人苗氣味甘平無毒主研汁塗面去面䵟。一名菟蘆。（吳本子味辛下主續絕傷補不足益氣力肥健汁去面䵟久服明目輕身延年一名菟蘆生川澤）

牛膝氣味苦酸平（吳本無平字）無毒主寒濕痿痺四肢拘攣膝痛不可屈伸逐血氣傷熱火爛墮胎久服輕身耐老一名百倍（生川谷）

茺蔚子氣味辛甘（吳本無甘字）微溫無毒主明目益精除水氣久服輕身莖主癮疹痒（吳本多痒字）可作浴湯一名益母一名益明（吳本一名大札）生池澤

即玉竹參爾雅注萎蕤也

女萎氣味甘平無毒主中風暴熱不能動搖跌筋結肉諸不足久服去面黑䵟（吳本䵟作皯）好顏色潤澤輕身不老（生山谷）

防葵氣味辛寒無毒主疝瘕腸洩膀胱熱結溺不下欬逆淫瘧（吳本淫瘧作溫瘧）癲癇驚邪狂走久服堅骨髓益氣輕身一名梨蓋（生川谷）

麥門冬氣味甘平無毒主心腹結氣傷中傷飽胃絡脈絕羸瘦短氣久服輕身不老不饑（生川谷及隄阪）

獨活氣味苦甘（吳本無甘字）平無毒主風寒所擊金瘡止痛奔豚癇痓

女子疝瘕久服輕身耐老一名羌活一名羌青一名護羌使者生川谷

車前子氣味甘寒無毒主氣癃止痛利水道小便除溼痺久服輕身耐老一名當道生平澤

木香氣味辛溫吳本無溫字無毒主邪氣辟毒疫溫鬼強志主淋露久服不夢寤魘寐生山谷

蓍實氣味甘溫平吳本無平字無毒主傷中補虛羸除寒熱邪氣補中益氣力長肌肉強陰吳本無強陰二字久服耳目聰明輕身不饑延年吳本一名山芋生山谷

薏苡仁氣味甘微寒無毒主筋急拘攣不可屈伸久吳本無久字風溼痺下氣久服輕身益氣根吳本作其根亦無主字主下三蟲一名解蠡生平澤及田野

澤瀉氣味甘寒無毒主風寒溼痺乳難養五藏益氣力肥健消水吴本消水二字在乳難下久服耳目聰明不饑延年輕身面生光能行水上一名水瀉一名鵠瀉吴本一名芒芋生池澤

遠志氣味苦温無毒主欬逆傷中補不足除邪氣利九竅益智慧耳目聰明不忘强志倍力久服輕身不老苗吴本作葉名小草一名細草一名棘菀一名葽繞生山谷

龍膽苦濇大寒吴本無大寒字無毒主骨間寒熱驚癇邪氣續絶傷定五藏殺蠱毒吴本久服益智不忘輕身耐老一名陵游生山谷

細辛氣味辛温無毒主欬逆上氣吴本無上氣二字頭痛腦動百節拘攣風溼痺痛死肌久服明目利九竅輕身長年一名小辛生山谷

石斛氣味甘平無毒主傷中除痺下氣補五藏虚勞羸瘦强陰益精吴本無益精二字久服厚腸胃吴本下有輕身延年一名禁生吴本無一名林蘭生

玉函方三月上寅採蔛菜名白玉英

青蒿菴閭蒿也子虛賦注老蓬可以蓋菴閭即今之蕺菜似蕎麥藏

山谷

巴戟天、辛甘吳本無甘字微温無毒主大風邪氣陰痿不起强筋骨安五藏補中增志益氣生山谷

白英、氣味甘寒無毒主寒熱入疽消渴補中益氣久服輕身延年吳本一名穀菜生山谷疽李本作疸國伊案神農時無疸從疽字爲是

白蒿、氣味甘平無毒主五藏邪氣風寒溼痹補中益氣長毛髮令黑療心懸少食常饑久服輕身耳目聰明不老生川澤

赤箭、氣味辛温無毒主殺鬼精物蠱毒惡氣久服益氣力長陰肥健吳本輕身增年一名離母一名鬼督郵生川谷

菴蔄子、氣味苦微寒無毒主五藏瘀血腹中水氣臚脹留熱風寒、溼痹身體諸痛、久服輕身延年不老生川谷

菥蓂子、氣味辛微温無毒主明目目痛淚出除痹補五藏益精光

詩浸彼苞蓍蒿
草也易以爲數

本經

久服輕身不老一名大蕺吳本一名蔑析一名馬辛生川澤及道
旁

蓍實氣味苦酸吳本無酸字平無毒主益氣充肌膚明目聰慧先知久
服不饑不老輕身生山谷

赤芝氣味苦平無毒主胸中結益心氣補中增智慧吳本作慧智不忘
久食輕身不老延年神仙一名丹芝

黑芝氣味鹹平無毒主癃利水道益腎氣通九竅聰察久食輕身
不老延年神仙一名玄芝

青芝氣味酸平無毒主明目補肝氣安精魂仁恕久食輕身不老
延年神仙一名龍芝

白芝氣味辛平無毒主欬逆上氣益肺氣通利口鼻强志意勇悍
安魄久食輕身不老延年神仙一名玉芝

○○即今之返魂草 生山石

○蓼藍即今之 能染色

藍川北有之

○○即薇也 言 采其薇

黄芝氣味甘平無毒主心腹五邪益脾氣安神忠信和樂久食輕身不老延年神仙一名金芝

紫芝氣味甘溫無毒主耳聾利關節保神益精氣堅筋骨好顔色久服輕身不老延年一名木芝 生山谷

卷柏氣味辛平 吳本平作温 無毒主五藏邪氣女子陰中寒熱痛癥瘕血閉絶子久服輕身和顔色 吳本一名萬歲生山谷石間

藍實氣味苦寒無毒主解諸毒殺蠱蚑疰 吳本疰作注 鬼螫毒久服頭不白輕身 生平澤

蘼蕪氣味辛溫無毒主欬逆定驚氣辟邪惡除蠱毒鬼疰去三蟲久服通神 吳本一名薇蕪生川澤

黄連氣味苦寒無毒主熱氣目痛眥傷泣出明目腸澼腹痛下利婦人陰中腫痛久服令人不忘一名王連 生川谷

絡石氣味苦温無毒主風熱死肌癰傷口乾舌焦癰腫不消喉舌腫閉吴本無閉字水漿不下吴本久服輕身明目潤澤好顏色不老延年一名石鯪生川谷

蒺藜子氣味苦温無毒主惡血破癥吴本有結字積聚喉痹乳難久服長肌肉明目輕身一名旁通一名屈人一名止行一名休吴本休作豺羽一名升推生平澤或道旁

黃蓍氣味甘微温無毒主癰疽久敗瘡排膿止痛大風癩疾五痔鼠瘻補虛小兒百病一名戴糁生山谷

肉蓯蓉氣味甘微温無毒主五勞七傷補中除莖中寒熱痛養五藏强陰益精氣多子婦人癥瘕久服輕身生山谷

防風氣味甘温無毒主大風頭眩痛惡風風邪目盲無所見風行周身骨節疼痛吴本有煩滿字久服輕身一名銅芸生川澤

蒲黃氣味甘平無毒主心腹膀胱寒熱利小便止血消瘀血久服輕身益氣力延年神仙 生池澤

香蒲氣味甘平無毒主五藏心下邪氣口中爛臭堅齒明目聰耳久服輕身耐老 吳本一名雎生池澤

續斷氣味苦微溫無毒主傷寒補不足金瘡癰瘍 吳本瘍作傷 折跌續筋骨婦人乳難久服益氣力一名屬折 吳本一名龍豆生山谷

漏蘆氣味 吳本有苦字 鹹寒無毒主皮膚熱毒 吳本無毒字 惡瘡疽痔溼痹下乳汁久服輕身益氣耳目聰明不老延年一名野蘭 生山谷

天名精氣味甘寒無毒主瘀血血瘕欲死下血止血利小便久服輕身耐老一名麥句薑一名蝦蟇藍一名豕首 生川澤

決明子氣味鹹平無毒主青盲目淫膚赤白膜眼赤淚出久服益精光輕身 生川澤

丹參氣味苦微寒無毒主心腹邪氣腸鳴幽幽如走水寒熱積聚破癥除瘕止煩滿益氣一名郄蟬草 生山谷

飛廉氣味苦平無毒主骨節熱脛重酸疼久服令人身輕 吳本一名飛輕生川澤

五味子氣味酸溫無毒主益氣欬逆上氣勞傷羸瘦補不足強陰益男子精 生山谷

旋花氣味甘溫無毒主面皯黑色媚好益氣根辛主腹中寒熱邪氣一名筋根

吳本旋華味甘溫主益氣去面皯黑色媚好其根味辛主腹中寒熱邪氣利小便久服不饑輕身一名筋根華一名金沸生平澤

蘭草氣味辛平無毒主利水道殺蠱毒辟不祥久服益氣輕身不老通神明一名水香 生池澤

丹注景天即螢
心脫明目

杜若似茅皮而為
稟又芳草原原
九歌采芳洲兮杜
若又繚之兮杜
蘅

蛇床子氣味苦平無毒主男子陰痿溼痒婦人陰中腫痛吳本婦人句六字在除痺氣利關節顛癇惡瘡久服輕身好顏色一名蛇粟一名上蛇米 生川谷及田野

地膚子氣味苦寒無毒主膀胱熱利小便補中益精氣久服耳目聰明輕身耐老一名地葵 生平澤及田野

景天氣味苦平無毒主大熱火瘡身熱煩邪惡氣花主女人漏下赤白輕身明目一名慎火一名戒火 生川谷

茵陳蒿氣味苦平微寒吳本無微寒字無毒主風溼寒熱邪氣熱結黃疸久服輕身益氣耐老面白悅長年白兔食之仙 生邱陵阪岸上吳本少末十字

杜若氣味辛微溫無毒主胸脅下逆氣溫中風入腦戶頭腫吳本無腫字痛溺淚吳本溺淚上有多字下有出字久服益精明目輕身令人不忘吳本無此四字一名杜衡 生川澤

本經

沙參氣味苦微寒無毒主血結吳本結作積驚氣除寒熱補中益肺氣
吳本久服利人一名知母生川谷

徐長卿氣味辛溫無毒主鬼物百精蠱毒疫疾邪惡氣溫瘧久服
强悍輕身一名鬼督郵生山谷

石龍芻氣味苦微寒無毒主心腹邪氣小便不利淋閉風溼鬼疰
惡毒久服補虛羸輕身耳目聰明延年一名龍鬚一名龍珠一名
草續斷生山谷

雲實氣味辛溫無毒主泄利腸澼殺蟲蠱毒去邪惡結氣止痛除
寒吳本無寒字熱花主見鬼精吳本下有物字多食令人狂走久服輕身通神
明生川谷

王不留行李時珍本闕吳本味苦平主金瘡止血逐痛出刺除風痺內寒久服
輕身耐老增壽生山谷
內寒別錄作內塞

牡桂氣味辛温無毒主上氣欬逆結氣喉痹吐吸利關節補中益氣久服通神輕身不老 生山谷

菌桂氣味辛温無毒主百病養精神和顏色爲諸藥先聘通使久服輕身不老面生光華媚好常如童子 生山谷

松脂氣味苦甘吳本無甘字温無毒主癰吳本無癰字疽惡瘡頭瘍白秃疥瘙風氣安五藏除熱久服輕身不老延年一名松膏一名松肪 生山谷

槐實氣味苦寒無毒主五内邪氣熱止涎唾補絕傷吳本有五痔兩字火瘡婦人乳瘕子臟急痛 生平澤

枸杞氣味苦寒無毒主五内邪氣熱中消渴周痹風溼吳本無風溼字久服堅筋骨輕身不老耐寒暑吳本無耐寒暑三字一名地骨一名地節吳本一名杞根一名枸忌一名地輔 生平澤

橘柚氣味苦吳本無苦字辛温無毒主胸中瘕熱逆氣利水穀久服去臭下氣通神一名橘皮生山谷

柏實氣味甘平無毒主驚悸益氣除風溼安五藏吳本作安五藏益氣除溼痹久服令人潤吳本潤作悅澤美色耳目聰明不饑不老輕身延年生山谷

茯苓氣味甘平無毒主胸脇逆氣憂恚驚邪恐悸心下結痛寒熱煩滿欬逆口焦舌乾利小便久服安魂養神不饑延年一名茯兔生山谷

榆皮氣味甘平滑利吳本無滑利字無毒主大小便不通利水道除邪氣久服斷穀吳本無斷穀字輕身不饑其實尤良一名零榆生山谷

酸棗氣味酸平無毒主心腹寒熱邪結氣聚四肢酸痛溼痹久服安五藏輕身延年生川澤

乾漆氣味辛温無毒主絕傷補中續筋骨塡髓腦安五藏五緩六急風寒溼痹生漆去長蟲久服輕身耐老 生川谷

蔓荆實氣味苦微寒無毒主筋骨間寒熱溼（吳本無溼字）痹拘攣明目堅齒利九竅去白蟲久服輕身耐老小荆實亦等 生山谷

辛夷氣味辛温無毒主五藏身體寒熱（吳本無熱字）風頭腦痛面䵟（吳本䵟作厨）久服下氣輕身明目增年耐老一名辛雉一名侯桃一名房木 生川谷

杜仲氣味辛平無毒主腰膝（吳本膝作脊）痛補中益精氣堅筋骨強志除陰下癢溼小便餘瀝久服輕身耐老一名思仙 生山谷

桑上寄生氣味苦平無毒主腰痛小兒背強癰腫充肌膚堅髮齒長鬚眉安胎（吳本安胎在癰腫下）一名寄屑一名寓木一名宛童實氣味甘平無毒主明目輕身通神 生山谷

女貞實氣味苦平無毒主補中安五藏養精神除百病吳本病作疾久服肥健輕身不老生山谷

甤核氣味甘溫無毒主心腹邪熱結吳本無熱結字氣明目目赤痛傷淚出目腫眥爛吳本無此四字久服輕身益氣不饑生山谷

藕實莖氣味甘平濇吳本無濇字無毒主補中養神益氣力除百疾久服輕身耐老不饑延年一名水芝吳本作水芝丹生池澤

大棗氣味甘平無毒主心腹邪氣安中養脾氣平胃氣通九竅助十二經吳本作養脾助十二經平胃氣通九竅補少氣少津液身中不足大驚四肢重和百藥久服輕身延吳本延作長年棗氣味甘溫微毒覆麻黃能令出汗生平澤

葡萄氣味甘平濇吳本無濇字無毒主筋骨溼痹益氣倍力強志令人強健耐饑忍風寒久食輕身不老延年可作酒生山谷

覆盆子一名蕺藥即蘽蕺藤大者如盆故名覆盆英實

儀礼喪服傳苴絰者麻之有蕡者也麻蕡子也即今之火麻子

蓬蘽氣味酸平無毒主安五藏益精氣長陰令人吴本無人字堅强志倍力有子久服輕身不老吴本一名覆盆生平澤

雞頭實氣味甘平濇吴本無濇字無毒主溼痺腰脊膝痛補中除暴疾益精氣强志令耳目聰明久服輕身不饑耐老神仙一名雁啄生池澤

胡麻氣味甘平無毒主傷中虛羸補五內益氣力長肌肉塡髓腦久服輕身不老一名巨勝葉名青蘘氣味甘寒無毒主五藏邪氣風寒溼痺益氣補腦髓堅筋骨久服耳目聰明不饑不老增壽生川澤

麻蕡氣味辛平有毒主五勞七傷多服令人見鬼狂走麻子氣味甘平無毒主補中益氣久服吴本無久服字肥健不老神仙生川谷

吴本麻蕡味辛平主五勞七傷利五藏下血寒氣多食令人見鬼狂走久服通神明輕身一名麻勃

葵采名涵風七月采葵及菽即向日葵

即今三馬莧

即白瓜子

詩謂荼苦

冬葵子氣味甘寒滑吳本無滑字無毒主五藏六府寒熱羸瘦五癃利小便久服堅骨長肌肉輕身延年

莧實氣味甘寒無毒主青盲明目除邪利大小便去寒熱久服益氣力不饑輕身吳本一名馬莧

白冬子氣味甘平無毒主令人悅澤好顏色益氣不饑久服輕身耐老一名白瓜一名水芝生平澤吳本冬子作瓜子

苦菜氣味苦寒無毒主五藏邪氣厭穀胃痺久服安心益氣聰察少卧輕身耐老一名荼吳本一名荼草一名選生山谷

龍骨氣味甘平無毒主心腹鬼疰精物老魅欬逆洩利膿血女子漏下癥瘕堅結小兒熱氣驚癇齒氣味澀涼無毒主殺精物大人驚癇諸痙癲疾狂走心下結氣不能喘息小兒五驚十二癇吳本龍齒主小兒大人驚癇癲疾狂走心下結氣不能喘息諸痙殺精物久服輕身通神明延年生山谷

即鹿膠

麝香、氣味辛温無毒。主辟惡氣。殺鬼精物。去三蟲蠱毒。温瘧驚癇。吳本作温瘧蠱毒癇痓去三蟲久服除邪。不夢寤魘寐。生山谷

熊脂、氣味甘、微寒無毒。主風痺不仁筋急五藏腹中積聚寒熱羸瘦。頭傷吳本傷作瘍白禿面上吳本無上字皯皰。久服強志不饑。輕身長年。吳本無長年字生山谷

白膠、氣味甘平無毒。主傷中勞絕。腰痛羸瘦。補中益氣。婦人血閉無子。止痛安胎。久服輕身延年。一名鹿角膠。

阿膠、氣味甘平無毒、主心腹內崩。勞極灑灑如瘧狀。腰腹痛。四肢酸痛。女子下血安胎。久服輕身益氣。一名傅致膠。

石蜜、氣味甘平無毒、主心腹邪氣、諸驚癇痓、安五藏諸不足、益氣補中、止痛解毒、除衆病、和百藥、久服強志輕身、不饑不老、延年神仙、一名石飴、生山谷吳本無延年神仙四字

本經

蜂子、氣味甘平微寒、吳本無微寒字無毒、主頭風、除蠱毒、補虛羸傷中、久服令人光澤、好顏色不老、吳本大黃蜂子主心腹脹滿痛輕身益氣

土蜂子、氣味甘平、有毒、主癰腫、一名蜚零、一名蟺蜂、生山谷

蜜臘、氣味甘微溫、無毒、主下利膿血、補中續絕傷金瘡、益氣不饑耐老、生山谷

牡蠣、氣味鹹平微寒、吳本無微寒字無毒、主傷寒寒熱溫瘧灑灑、驚恚怒氣、除拘緩鼠瘻、女子帶下赤白、久服強骨節、殺邪鬼、吳本鬼作氣延年一名蠣蛤、生池澤

龜甲、氣味甘、吳本甘作鹹平、有毒、主漏下赤白、破癥瘕痎瘧、五痔陰蝕溼痺、四肢重弱、小兒顖不合、久服輕身不饑、一名神屋、生池澤

桑螵蛸、氣味鹹甘、吳本無甘字平、無毒、主傷中疝瘕陰痿、益精生子、女子血閉腰痛、通五淋、利小便水道、吳本之一名蝕肬、生桑枝上採蒸

神農本經

中經

岷陽姜國伊輯述

雄黃氣味苦平寒有毒主寒熱鼠瘻惡瘡疽痔死肌殺精物惡鬼邪氣百蟲毒勝五兵鍊食之輕身神仙一名黃金石 生山谷

雌黃氣味辛平有毒主惡瘡頭禿痂疥殺毒蟲虱身痒邪氣諸毒鍊之久服輕身增年不老 生山谷

石硫黃氣味酸溫有毒主婦人陰蝕疽痔惡血堅筋骨除頭禿能化金銀銅鐵奇物 生山谷

水銀氣味辛寒有毒主疹 吳本疹作疥 瘻痂瘍白禿殺皮膚中蝨墮胎除熱殺金銀銅錫毒鎔化還復爲丹久服神仙不死 生平土

石膏氣味辛微寒無毒主中風寒熱心下逆氣驚喘口乾舌焦不能息腹中堅痛除邪鬼產乳金瘡 生山谷

磁石氣味辛寒無毒主周痹風溼肢節中痛不可持物洗洗酸消
除大熱煩滿及耳聾一名元石 生山谷
凝水石氣味辛寒無毒主身熱腹中積聚邪氣皮中如火燒煩滿
水飲之久服不饑一名白水石 生山谷
陽起石氣味鹹微溫無毒主崩中漏下破子藏中血癥瘕結氣寒
熱腹痛無子陰痿不起補不足 吳本下有拘攣二字 一名白石 生山谷
理石氣味甘 吳本甘作辛 寒無毒主身熱利胃解煩益精明目破積聚
去三蟲一名立制石 生山谷
長石氣味辛苦 吳本無苦字 寒無毒主身熱胃中結氣 吳本無此四字 四肢寒
厥利小便通血脉明目去瞖眇下三蟲殺蠱毒久服不饑一名方
石 生山谷
石膽氣味酸辛 吳本無辛字 寒有毒主明目目痛金瘡諸癇痙女子陰

音葸慎而與礼則葸即令之蒼耳子

蝕痛石淋寒熱崩中下血諸邪毒氣令人有子鍊餌服之不老久服增壽神仙吳本此下有能化鐵爲銅成金銀八字一名黑石一名畢石生山谷

白青氣味甘酸鹹吳本無酸鹹字平無毒主明目利九竅耳聾心下邪氣令人吐殺諸毒三蟲久服通神明輕身吳本延年不老生山谷

扁青氣味甘平無毒主目痛明目折跌癰腫金瘡不瘳破積聚解毒氣利精神久服輕身不老生山谷

膚青吳本味辛平主蠱毒及蛇菜肉諸毒惡瘡生山谷李時珍本闕

乾薑氣味辛溫無毒主胸滿欬逆上氣溫中止血出汗逐風溼痺腸澼下利生者尤良生薑辛微溫久服去臭氣通神明生川谷

葈耳實氣味甘溫有小毒主風頭寒痛風溼周痺四肢拘攣痛惡肉死肌膝痛吳本無膝痛字久服益氣吳本此下有耳目聰明强志輕身八字一名胡葈一名地葵生川谷

急就篇注音
柴即今之柴胡
產四川為[illegible]

本經

葛根氣味甘辛平（吳本無辛平字）無毒主消渴身大熱嘔吐諸痺起陰氣解諸毒葛穀甘平（吳本無甘平字）主下利十歲已上一名雞齊根（生川谷）

栝樓根氣味苦寒無毒主消渴身熱煩滿大熱補虛安中續絕傷一名地樓（生川谷及山陰）

苦參氣味苦寒無毒主心腹結氣癥瘕積聚黃疸溺有餘瀝逐水除癰腫補中明目止淚一名苦識一名水槐（生山谷及田野）

茈胡氣味苦平無毒主心腹（吳本此下有去字）腸胃中結氣飲食積聚寒熱邪氣推陳致新久服輕身明目益精一名地熏

芎藭氣味辛溫無毒主中風入腦頭痛寒痺筋攣緩急金瘡婦人血閉無子（生川谷）

當歸氣味苦溫無毒主欬逆上氣溫瘧寒熱洗洗在皮膚中婦人漏下絕子諸惡瘡瘍金瘡煮汁飲之一名乾歸（生川谷）

蠡會音黎瓠
瓢也古名豕首
相似命名

麻黃氣味苦温無毒主中風傷寒頭痛温瘧發表出汗去邪熱氣止欬逆上氣除寒熱破癥堅積聚一名龍沙

通草氣味辛平無毒主除脾胃寒熱通利九竅血脉關節令人不忘去惡蟲吳本去惡蟲在除脾胃上一名附支生山谷

芍藥氣味苦平無毒主邪氣腹痛除血痺破堅積寒熱疝瘕止痛利小便益氣生山谷及邱陵

蠡實氣味甘平無毒主皮膚寒熱胃中熱氣風寒溼痺堅筋骨令人嗜食久服輕身花葉去白蟲一名劇草一名豕首吳本一名三堅生川谷

瞿麥氣味苦寒無毒主關格諸癃結小便不通出刺決癰腫明目去翳破胎墮子下閉血一名巨句麥生山谷

元參氣味苦微寒無毒主腹中寒熱積聚女人產乳餘疾補腎氣

本經

令人明目吳本作目明一名重臺生川谷

秦艽氣味苦平無毒主寒熱邪氣寒溼風痺肢節痛下水利小便生山谷

百合氣味甘平無毒主邪氣腹脹心痛利大小便補中益氣生山谷

知母氣味苦寒無毒主消渴熱中除邪氣肢體浮腫下水補不足益氣一名蚳母一名連母一名蝭母一名貨母一名地參一名水參一名水須一名水浚吳本一名野蓼生川谷

貝母氣味辛平無毒主傷寒煩熱淋瀝邪氣疝瘕喉痺乳難金瘡風痙吳本一名空草

白芷氣味辛溫無毒主女人漏下赤白血閉陰腫寒熱頭風吳本作風頭侵目淚出長肌膚潤澤顏色吳本無顏色字可作面脂一名芳香生川

谷

淫羊藿氣味辛寒無毒主陰痿絕傷莖中痛利小便益氣力强志一名剛前生山谷李時珍本莖中傷與上文絕傷相蒙今從吳本作痛

黃芩氣味苦平無毒主諸熱黃疸腸澼洩利逐水下血閉惡瘡疽蝕火瘍一名腐腸生川谷

石龍芮氣味苦平無毒主風寒溼痺心腹邪氣利關節止煩滿久服輕身明目不老一名地椹吳本一名魯果能生川澤石邊

茅根氣味甘寒無毒主勞傷虛羸補中益氣除瘀血血閉寒熱利小便吳本此下有其苗主下水五字一名茹根一名蘭根生山谷田野

紫菀氣味苦溫無毒主欬逆上氣胸中寒熱結氣去蠱毒痿蹷安五藏生山谷

紫草氣味苦寒無毒主心腹邪氣五疳吳本疳作疸補中益氣利九竅

一名茅蒐於染色

本經

吳本通水道一名紫丹一名紫芙生山谷

茜根氣味苦寒無毒主寒溼風痺黃疸補中 生川谷

敗醬氣味苦平無毒主暴熱火瘡赤氣疥瘙疽痔馬鞍熱氣一名鹿腸 生川谷

白鮮皮氣味苦寒無毒主頭風黃疸欬逆淋瀝女子陰中腫痛溼痺死肌不可屈伸起止行步 生川谷

酸漿氣味苦寒吳本作酸平無毒主熱煩滿定志益氣利水道一名醋漿吳本產難吞其實立產 生川澤

紫參氣味苦吳本此下有辛字寒無毒主心腹積聚寒熱邪氣通九竅利大小便一名牡蒙 生山谷

藁本氣味辛溫無毒主婦人疝瘕陰中寒腫痛腹中急除風頭痛長肌膚悅顏色一名鬼卿一名鬼吳本鬼作地新 生山谷

詩食我場藿之豆葉豆類異種

即牆薇子有刺故名牛刺

狗脊氣味苦平無毒主腰背強關機緩急周痺寒溼膝痛頗利老人一名百枝生川谷

萆薢氣味苦平無毒主腰脊（吳本作背）痛強骨節風寒溼周痺惡瘡不瘳熱氣生山谷

白兔藿氣味苦平無毒主蛇虺蜂蠆猘狗菜肉蠱毒鬼疰風疰（以下吳本無）諸大毒不可入口者皆消除之又去血可末着痛上立清毒入腹者煮汁飲即解（吳本一名白葛生山谷）荊襄有之蔓生莖似蘿藦葉圓厚莖有白毛

營實氣味酸溫無毒主癰疽惡瘡結肉跌筋敗瘡熱氣陰蝕（吳本作蝕）溼不瘳利關節一名牛棘（吳本一名牆薇一名牆麻）生川谷

白薇氣味苦鹹（吳本無鹹字）平無毒主暴中風身熱肢滿忽忽不知人狂惑邪氣寒熱酸疼溫瘧洗洗發作有時一名春草生川谷

薇蘅氣味苦平無毒主風溼痺歷節痛驚癇吐舌悸氣賊風鼠瘻

䕡腫一名麋銜生川澤

翹根氣味甘寒平有小毒主下熱氣益陰精令人面悅好明目久服輕身耐老生平澤

水萍氣味辛寒無毒主暴熱身癢下水氣勝酒長鬚髮止吳本無止字消渴久服輕身吳本一名水華生池澤

王瓜氣味苦寒無毒主消渴內痺瘀血月閉寒熱酸疼益氣愈聾一名土瓜生平澤

地榆氣味苦微寒無毒主婦人乳產吳本無產字痓痛七傷帶下五漏吳本五漏作病字止痛止汗除惡肉吳本止汗在除惡肉下療金瘡生山谷

海藻氣味苦鹹吳本無鹹字寒無毒主癭瘤結氣散頸下硬核痛吳本作癭瘤氣頸下核破散結氣癰腫癥瘕堅氣腹中上下雷吳本無雷字鳴下十二水腫一名落首生池澤

澤蘭氣味苦微温無毒主金瘡癰腫瘡膿一名虎蘭一名龍棗吳本主乳婦內衄中風餘疾大腹水腫身面四肢浮腫骨節中水金瘡癰腫瘡膿生大澤旁

防己氣味辛平無毒主風寒温瘧熱氣諸癇除邪利大小便一名解離生川谷

牡丹氣味辛寒無毒主寒熱中風瘈瘲吳本下有痙字驚癇邪氣除癥堅瘀血留舍腸胃安五藏療癰瘡一名鼠姑一名鹿韭生山谷

款冬花氣味辛温無毒主欬逆上氣善喘喉痺諸驚癇寒熱邪氣一名橐吾一名虎鬚吳本一名顆凍一名兔奚生山谷

石韋氣味辛吳本辛作苦平無毒主勞熱邪氣五癃閉不通利小便水道一名石韉生山谷石上

馬先蒿氣味苦吳本無苦字平無毒主寒熱鬼疰中風溼痺女子帶下病無子一名馬矢蒿生川澤

本經

積雪草、氣味苦寒、無毒、主大熱、惡瘡、癰疽、浸淫、赤熛、皮膚赤、身熱、生川谷

女菀、氣味辛温、無毒、主風寒洗洗、霍亂、洩利、腸鳴、上下無常處、驚癇、寒熱、百疾、生川谷或山陽

王孫、氣味苦平、無毒、主五藏邪氣、寒溼痺、四肢疼、酸膝冷痛、生川谷

蜀羊泉、氣味苦微寒、無毒、主秃瘡吳本作頭秃、惡瘡、熱氣、疥瘙、痂癬、蟲吳本療齲齒生川谷

爵牀、氣味鹹寒、無毒、主腰脊痛、不得揞吳本作著、揞牀、俯仰艱難、除熱可作浴湯、生川谷及田野

巵子、氣味苦寒、無毒、主五内邪氣、胃中熱氣、面赤、酒皰、皶鼻、白癩、赤癩、瘡瘍、一名木丹、生川谷

竹葉氣味苦平無毒主欬逆上氣溢筋急惡瘍殺小蟲根作湯益氣止渴補虛下氣吳本有汁主風痓四字實通神明輕身益氣

蘗木氣味苦寒無毒主五藏腸胃中結熱黃疸腸痔止洩利女子漏下赤白陰陽蝕瘡根名檀桓主心腹百病安魂魄不饑渴久服輕身延年通神生山谷

茱萸從吳普本但稱茱萸爲是氣味辛溫有小毒主溫中下氣止痛除溼血痹逐風邪開腠理欬逆寒熱吳本欬逆寒熱四字在除溼上根殺三蟲吳本一名藙生山谷

桑根白皮氣味甘寒無毒主傷中五勞六極羸瘦崩中絕脉補虛益氣葉氣味苦甘寒有小毒主除寒熱出汗桑耳氣味甘平有毒黑者主女人漏下赤白汁血病癥瘕積聚陰痛陰陽國伊意以陽當作瘍寒熱無子五木耳名檽氣味甘平有小毒主益氣不饑輕身強志

生山谷
陶宏景以五木耳爲桑耳青黃赤白黑蘇恭以爲桑槐楮榆柳

蕪荑氣味辛平吳本無平字無毒主五內邪氣散皮膚骨節中淫淫溫行毒去三蟲化食一名無姑一名蕨蓎生川谷

枳實氣味苦寒無毒主大風在皮膚中如麻豆苦癢除寒熱結止利長肌肉利五藏益氣輕身生川澤

厚朴氣味苦溫無毒主中風傷寒頭痛寒熱驚悸氣血痺死肌去三蟲

秦皮氣味苦微寒無毒主風寒溼痺洗洗寒氣除熱目中青翳白膜久服頭不白輕身生川谷

秦椒氣味辛溫有毒主除風邪氣溫中去吳本去作除寒痺堅髮齒吳本作齒髮明目久服輕身好顏色耐老增年通神生川谷

山茱萸氣味酸平無毒主心下邪氣寒熱溫中逐寒溼痺去三蟲

久服輕身一名蜀酸（吳本無酸字）棗 生山谷

紫葳氣味酸微寒無毒主婦人產乳餘疾崩中癥瘕血閉寒熱羸瘦養胎一名陵苕一名茇華 生川谷

豬苓氣味甘平無毒主痎瘧解毒蠱疰不祥利水道久服輕身耐老一名猳豬屎 生山谷

白棘氣味辛寒無毒主心腹痛癰腫潰膿止痛決刺結 吳本一名棘鍼 生川谷

龍眼 李時珍本闕

吳本味甘平主五藏邪氣安志厭食久服強魂聰明輕身不老通神明一名益智生山谷

木蘭氣味苦寒無毒主身大熱在皮膚中去面熱赤皰酒皶惡風癲疾陰下痒溼明耳目一名林蘭 生山谷

五加皮氣味辛溫無毒主心腹疝氣腹痛益氣療躄小兒三歲不

即今之鬼箭羽

即今之夜合皮

能行疽瘡陰蝕一名對漆

衞茅氣味苦寒無毒主女子崩中下血腹滿汗出除邪殺鬼毒蠱

疰 吳本一名鬼箭生山谷

合歡氣味甘平無毒主安五藏和心志令人歡樂無憂久服輕身

明目得所欲 生山谷

被子 吳本作彼子 氣味甘溫有毒主腹中邪氣去三蟲蛇螫蠱毒鬼疰

疰吳本作注 伏尸 生山谷

梅實氣味酸溫平濇 吳本無溫濇字 無毒主下氣除熱煩滿安心止 吳本無止

字肢體痛偏枯不仁死肌去青黑痣蝕惡肉 吳本無蝕字又肉字作疾 生川谷

桃核仁氣味苦甘 吳本無甘字 平無毒主瘀血血閉癥瘕邪氣 吳本無癥氣字

殺三蟲桃花氣味苦平無毒主殺疰惡鬼令人好顏色桃梟氣味

苦微溫有小毒主殺百鬼精物 吳本桃毛主下血瘕寒熱積聚無

子桃蠹氣味辛温無毒主殺鬼邪惡不祥生川谷

杏核仁氣味甘苦温冷利吳本無苦冷利三字有小毒兩仁者殺人可以毒狗吳本無此九字主欬逆上氣雷鳴喉痺下氣產乳金瘡寒心賁豚生川谷

蓼實氣味辛温無毒主明目温中耐風寒下水氣面吳本此下有目字浮腫癰瘍馬蓼主去腸中蛭蟲輕身生川澤

葱實氣味辛大吳本無太字温無毒主明目補中氣吳本無氣字不足葱莖白辛平作湯主傷寒寒熱中風面目浮腫能出汗吳本出汗二字在傷寒寒熱下

薤白氣味辛苦温滑無毒吳本無苦滑字主金瘡瘡敗輕身不饑耐老生平澤

假蘇氣味辛温無毒主寒熱鼠瘻瘰癧生瘡破結聚氣下瘀血除溼痹吳本痹作痺一名鼠蓂生川澤

水蘇氣味辛微温無毒主下氣殺穀除飲食辟口臭去邪毒辟惡
氣吳本少殺穀除飲食及邪氣七字久服通神明輕身耐老生池澤
水蘄氣味甘平無毒主女子赤沃止血養精保血脉益氣令人肥
健嗜食一名水英生池澤
髮髲氣味苦温無毒主五癃關格不通利小便水道療小兒驚大
人痓仍自還神化
白馬陰莖氣味甘吳本無甘字鹹平無毒主傷中絕脉吳本作脉絕陰不起
强志益氣長肌肉肥健生子眼平無毒主驚癎腹滿瘧疾吳本當
殺用之懸蹄甘平無毒主驚邪瘈瘲乳難辟惡氣鬼毒蠱疰不祥
生平澤
鹿茸氣味甘温無毒主漏下惡血寒熱驚癎益氣强志生齒不老
吳本角主惡瘡癰腫逐邪惡氣留血在陰中

牛角䚡氣味苦溫（吳本闕）無毒主下閉血瘀血疼痛女子帶下血燔之酒服（此四字吳本無）髓甘溫無毒主補中填骨髓久服增年膽苦大寒無毒可丸藥

羖羊角氣味鹹溫無毒主青盲明目止驚悸寒洩久服安心益氣輕身殺疥蟲入山燒之辟惡鬼虎狼（吳本味鹹溫主青盲明目殺疥蟲止寒洩辟惡鬼虎狼止驚悸久服安心益氣輕身生川谷）

牡狗陰莖氣味鹹平無毒主傷中陰痿不起令強熱大生子除女子帶下十二疾一名狗精膽苦平有小毒主明目

羚羊角氣味鹹寒無毒主明目益氣起陰去惡血注下辟蠱毒惡鬼不祥（吳本安心氣）常不魘寐生川谷

犀角氣味苦酸鹹（吳本無酸鹹字）寒無毒主百毒鬼（吳本鬼作蠱）疰邪鬼瘴氣殺鉤吻鴆羽蛇毒除邪不迷惑魘寐久服輕身生山谷（吳本瘴作障）

本經

牛黃氣味苦平有小毒主驚癇寒熱熱盛狂痓除邪逐鬼生平澤

豚卵氣味甘吳本甘作苦温無毒主驚癇癲疾鬼疰蠱毒除寒熱賁豚五癃邪氣攣縮一名豚顛懸蹄甲鹹平無毒主五痔伏熱在腹中吳本腹中作腸腸癰內蝕

麋脂氣味辛温無毒主癰腫惡瘡死肌寒熱吳本無寒熱字風寒溼痹四肢拘緩不收風頭腫氣通腠理一名官脂生山谷

丹雄雞肉氣味甘微温無毒主女人崩中漏下赤白沃吳本補虛温中止血通神殺惡吳本無惡字毒辟不祥頭主殺鬼東門上者吳本有尤字良吳本肪主耳聾腸主遺溺肶胵裏黃皮主洩利屎白主消渴傷寒寒熱黑雌雞主風寒溼痹五緩六急安胎翮羽主下血閉雞子主除熱火瘡癇痓可作虎魄神物雞白蠹肥脂生平澤

鴈肪氣味甘平無毒主風攣拘急偏枯血吳本無血字氣不通利久服

益氣不饑輕身耐老一名鶩肪生池澤

鼈甲氣味鹹平無毒主心腹癥瘕堅積寒熱去痞疾吳本無疾字息肉陰蝕痔核吳本無核字惡肉生池澤

鮀魚甲氣味酸吳本酸作辛微溫有毒主心腹癥瘕伏堅積聚寒熱女子小腹陰中相引痛崩中下血五色吳本崩中六字在小腹上及吳本無及字瘡疥死肌生池澤

蠡魚氣味甘寒無毒主療五痔治吳本無療五痔治字溼痺面目浮腫下大水一名鮦魚生池澤

鯉魚膽氣味苦寒無毒主目熱赤痛青盲明目久服強悍益志氣生池澤

烏賊魚骨氣味鹹微溫無毒主女子赤白漏下吳本作漏下赤白經汁血閉陰蝕腫痛寒熱癥瘕無子一名海螵蛸生池澤

海蛤氣味苦鹹（吳本無鹹字）平無毒主欬逆上氣喘息煩滿胸痛寒熱
一名魁蛤
文蛤氣味鹹平無毒主惡瘡蝕五痔
石龍子氣味鹹寒有小毒（李時珍本闕 吳本主五癃邪結氣破石淋下血利小
便水道一名蜥蜴生山谷）
露蜂房氣味甘（吳本甘作苦）平有毒主驚癇瘈瘲寒熱邪氣癲疾鬼精
蠱毒腸痔火熬之良一名蜂腸生山谷
蚱蟬氣味鹹甘（吳本無甘字）寒無毒主小兒驚癇夜啼癲病寒熱生楊
柳上
白僵蠶氣味鹹辛平（吳本無辛平字）無毒主小兒驚癇夜啼去三蟲滅黑
黯（吳本黯作皯）令人面色好男子陰癢病生平澤

卯蒲公英

卯黄丹

神農本經

下經　　岷陽姜國伊輯述

孔公孽、氣味辛溫、無毒、主傷食不化、邪結氣惡瘡疽瘻痔、利九竅、下乳汁、吳本一名通石生山谷

殷孽氣味辛溫無毒主爛傷瘀血洩利寒熱鼠瘻癥瘕結氣腳冷疼弱吳本一名薑石生山谷腳冷疼弱四字吳本無

鐵粉、李時珍本闕吳本無

鐵精、平微溫、吳本無微溫字主明目化銅、

鐵落氣味辛平、無毒主風熱惡瘡瘍疽瘡痂疥氣在皮膚中、

鐵氣味辛平有毒主堅肌耐痛生平澤

鉛丹氣味辛、微寒無毒、主吐吳本吐作上逆胃反驚癇癲疾、除熱下氣、鍊化還成九光、久服通神明、生平澤

粉錫氣味辛寒、無毒、主伏尸毒螫、殺三蟲、一名解錫、

錫銅鏡鼻氣味酸平無毒主女子血閉癥瘕吳本疝作瘕伏陽吳本陽作腸

絕孕生山谷

代赭石氣味苦寒無毒主鬼疰賊風蠱毒殺精物惡鬼腹中毒邪

氣女子赤沃漏下一名須丸生山谷

戎鹽氣味鹹寒無毒吳本闕主明目目痛益氣堅肌骨去毒蠱

大鹽氣味甘鹹寒無毒主腸胃結熱喘逆胸中病令人吐吳本但有令人吐三字

鹵鹹吳本鹹作鹽氣味苦寒無毒主大熱消渴狂煩除邪及下蠱毒柔

肌膚生池澤

青琅玕氣味辛平無毒主身痒火瘡癰瘍吳本瘍作傷疥瘙吳本瘙作搔死

肌吳本一名石珠生平澤

礜石氣味辛大熱有毒主寒熱鼠瘻蝕吳本下有瘡字死肌風痹腹中堅

癖邪氣吳本無癖邪氣字一名立制石一名青介吳本介作分石一名固羊石出山谷

石灰氣味辛溫有毒主疽瘍疥瘙熱氣惡瘡癩吳本癩作癲疾死肌墮眉殺痔蟲去黑子息肉一名惡灰生山谷

白堊氣味苦溫無毒主女子寒熱癥瘕月閉積聚生山谷

冬灰氣味辛微溫有毒主去黑子吳本去字在黑子下肬息肉疽蝕疥瘙一名藜灰生方谷川澤

附子氣味辛溫有大毒主風寒欬逆邪氣寒溼踒躄拘攣膝痛不能行步破癥堅積聚血瘕金瘡吳本味辛溫主風寒欬逆邪氣溫中金瘡破癥堅積聚血瘕寒溼踒躄拘攣膝痛不能行步生山谷

烏頭氣味辛溫有大毒主中風惡風洗洗出汗除寒溼痺欬逆上氣破積聚寒熱其汁煎之名射罔殺禽獸一名烏喙一名奚毒吳

本一名郎子生山谷

天雄氣味辛溫有大毒主大風寒溼痺歷節痛拘攣緩急破積聚

邪氣金瘡强筋骨輕身健行一名白幕生山谷

半夏氣味辛平有毒主傷寒寒熱心下堅胸脹欬逆頭眩咽喉腫

痛吳本作下氣咽喉腫痛頭眩胸張欬逆腸鳴腸鳴下氣止汗一名守田一名水玉一

名和姑吳本一名地文生川谷

虎掌氣味苦溫有大毒主心痛寒熱結氣積聚伏梁傷筋痿拘緩

利水道生山谷

鳶尾氣味苦平有毒主蠱毒邪氣鬼疰諸毒破癥瘕積聚去水下

三蟲一名烏園生山谷

大黃氣味苦寒無毒主下瘀血血閉寒熱破癥瘕積聚留飲宿食

蕩滌腸胃推陳致新通利水穀吳本下有道字調中化食安和五藏一名

子虛賦牛藏蒹葭莨艸名牛馬舄一名天仙子

黃良生山谷

葶藶氣味辛寒無毒主癥瘕積聚結氣飲食寒熱破堅逐邪通利水道吳本無此六字一名大室一名大適生平澤及田野

桔梗味辛微溫有小毒主胸脇痛如刀刺腹滿腸鳴幽幽驚恐悸氣一名薺苨生山谷

莨菪子氣味苦寒無毒主齒痛出蟲肉痹拘急久服輕身使人健行走及奔馬強志益力通神見鬼多食令人狂走吳本作使人健行見鬼多食令人狂走久服輕身走及奔馬強志益力通神一名横唐生川谷

草蒿氣味苦寒無毒主疥瘙痂痒惡瘡殺蝨治留熱在骨節吳本無節字間明目一名青蒿一名方潰生川澤

旋覆花氣味鹹溫有小毒主結氣脇下滿驚悸除水去五藏間寒熱補中下氣一名金沸草吳本一名戴椹生川谷

藜蘆氣味辛寒有毒主蠱毒欬逆洩利腸澼頭瘍疥搔惡瘡殺諸蟲吳本蟲作蠱毒去死肌吳本一名葱苒生山谷

鉤吻氣味辛温大有毒主金瘡乳痓中惡風欬逆上氣水腫殺鬼疰蠱毒一名野葛生山谷

射干氣味苦平有毒主欬逆上氣喉痺咽痛不得消息散結吳本結作急氣腹中邪逆食飲大熱一名烏扇一名烏蒲生川谷

蛇含氣味苦微寒無毒主驚癎寒熱邪氣除熱金瘡疽痔鼠瘻瘡吳本作惡瘡頭瘍一名蛇銜生山谷

常山氣味苦寒有毒主傷寒寒熱熱發温瘧鬼毒胸中痰結吐逆一名互草生山谷

蜀漆氣味辛平有毒主瘧及欬逆寒熱腹中癥堅痞吳本下有結字積聚邪氣蠱毒鬼疰生川谷

甘遂氣味苦寒有毒主大腹疝瘕腹滿面目浮腫留飲宿食破癥堅積聚利水穀道吳本一名主田生川谷

白斂氣味苦平無毒主癰腫疽瘡散結氣止痛除熱目中赤小兒驚癇温瘧女子陰中腫痛帶下赤白吳本無此四字一名白草吳本一名兔核生山谷

青葙氣味苦微寒無毒主邪氣皮膚中熱風搔身癢殺三蟲子名草決明療唇口青一名草蒿一名萋蒿生平谷

雚菌氣味鹹平有小毒主心痛温中去長蟲白癬蟯蟲蛇螫毒癥瘕諸蟲一名雚蘆生池澤

白及氣味苦平無毒主癰腫惡瘡敗疽傷吳本傷作殤陰死肌胃中邪氣賊風鬼擊痱緩不休一名連及草一名甘根生川谷

大戟氣味苦寒有小毒主蠱毒十二水腹吳本腹作腫滿急痛積聚中

風皮膚疼痛吐逆一名卭鉅

澤漆氣味苦微寒無毒主皮膚熱大腹水氣四肢面目浮腫丈夫陰氣不足一名漆莖 生川澤

茵芋氣味苦温有毒主五藏邪氣心腹寒熱羸瘦如瘧狀發作有時諸關節風溼痺痛 生川谷

貫衆氣味苦微寒有毒主腹中邪熱氣諸毒殺三蟲一名貫節一名貫渠一名百頭一名虎卷一名扁符 生山谷

蕘花氣味苦 吳本下有平字 寒有毒主傷寒温瘧下十二水破積聚大堅癥瘕蕩滌胸中留癖飲食寒熱邪氣利水道 生川谷 吳本胸作腸胃

牙子氣味苦寒有毒主邪氣熱氣疥瘙惡瘍瘡痔去白蟲一名狼牙 生川谷

羊躑躅氣味辛温有大毒主賊風在皮膚中淫淫痛温瘧惡毒諸

即闹羊花根

痺 生川谷

芫花氣味辛温有小毒主欬逆上氣喉鳴喘咽腫短氣蠱毒鬼瘧疝瘕癰腫殺蟲魚一名去水 生川谷

姑活 李時珍本闕 吴本味甘温主大風邪氣溼痺寒痛久服輕身益氣耐老一名冬葵子 別錄氣味甘温無毒

別覊氣味苦微温無毒主風寒溼痺身重四肢疼酸寒 吴本下有邪字 歷節痛 生川谷

商陸氣味辛平有毒主水腫疝瘕痺熨除癰腫殺鬼精物一名夜呼 吴本一名募根 生川谷

羊蹄氣味苦寒無毒主頭禿疥瘙除熱女子陰蝕一名鬼目一名東方宿一名連蟲陸 生川澤

萹蓄氣味苦 吴本苦作辛 平無毒主浸淫疥瘙疽痔殺三蟲 生山谷

本經

狼毒氣味辛平有大毒主欬逆上氣破積聚飲食寒熱水氣惡瘡鼠瘻疽蝕鬼精蠱毒殺飛鳥走獸生山谷吳本一名續毒

鬼臼氣味辛溫有毒主殺蠱毒鬼疰精物辟惡氣不祥逐邪解百毒一名九臼一名爵犀一名馬目毒公生山谷

白頭翁氣味苦溫無毒主溫瘧狂易李時珍本易作傷寒熱癥瘕積聚癭氣逐血吳本血作邪止腹吳本無腹字痛療金瘡一名野丈人一名胡王使者生山谷

羊桃氣味苦寒有毒主熛熱身暴赤色除小兒熱風水積聚惡瘍吳本除小兒熱在風水積聚惡瘍下一名鬼桃一名羊腸生川谷

女青氣味辛平有毒主蠱毒逐邪惡氣殺鬼溫瘧辟不祥一名雀瓠

連翹氣味苦平無毒主寒熱鼠瘻瘰癧癰腫惡瘡癭瘤結熱蠱毒

吳本一名異翹一名蘭華一名軹一名三廉生山谷

石下長卿李本吳本[illegible]陶宏景以爲與徐長卿是一物國伊謂石下長卿乃徐長卿用之以治病而遂誤耳

蘭茹氣味辛寒有小毒主蝕惡肉敗瘡死肌殺疥蟲排膿惡血除大風熱氣善忘不寐生川谷吳本寐作樂

烏韭氣味甘寒無毒主皮膚往來寒熱利小腸膀胱氣生山谷石上

鹿藿氣味苦平無毒主蠱毒女子腰腹痛不樂腸癰瘰癧瘍氣生山谷

蚤休氣味苦微寒有毒主驚癇搖頭弄舌熱氣在腹中吳本癲疾癰瘡陰蝕下三蟲去蛇毒一名蚩休生川谷

石長生氣味鹹微寒有毒主寒熱惡瘡大熱吳本大作火辟鬼吳本鬼作惡氣不祥吳本下有鬼毒二字一名丹草生山谷

一名黄草一名
蕬草不樂黄

陸英氣味苦寒無毒主骨間諸痺四肢拘攣疼酸膝寒痛陰痿短氣不足脚腫　生川谷

蓋草氣味苦平無毒主久欬上氣喘逆久寒驚悸痂疥白秃瘍氣殺皮膚小蟲　生川谷

牛扁氣味苦微寒無毒主身皮瘡熱氣可作浴湯殺牛蝨小蟲又療牛病　生川谷

夏枯草氣味苦辛寒無毒主寒熱瘰癧鼠瘻頭瘡破癥散癭結氣脚腫溼痺輕身一名夕句一名乃東　生川谷

屈草氣味苦微寒（吳本無微寒字）無毒主胸脇下痛邪氣腸間寒熱陰痺久服輕身益氣耐老　生川澤

巴豆氣味辛温有毒主傷寒温瘧寒熱破癥瘕結聚堅積留飲痰癖大腹（吳本下有水脹字）蕩練五藏六府開通閉塞利水穀道去惡肉除

鬼毒蠱疰邪物殺蟲魚一名巴菽生川谷

蜀椒氣味辛温有毒主邪氣欬逆温中逐骨節皮膚死肌寒溼痺痛下氣久服吳本下有之字頭不白輕身吳本作身輕增年生川谷

皂莢氣味辛鹹温有小毒主風痺死肌邪氣風頭淚出利九竅殺精物生川谷

柳華氣味苦寒無毒主風水黃疸面熱黑一名柳絮吳本葉主馬疥痂瘡實主潰癰逐膿血子汁療渴生川澤

楝實氣味苦寒有小毒主温疾傷寒大熱煩狂殺三蟲疥瘍利小便水道生山谷

郁李仁氣味酸平無毒主大腹水腫面目四肢浮腫利小便水道根酸涼無毒主齒齗腫齲齒堅齒一名爵李生川谷

莽草氣味辛温有毒主風頭癰腫乳癰疝瘕除結氣疥瘙殺蟲魚

生山谷

雷丸氣味苦寒有小毒主殺三蟲逐毒氣胃中熱利丈夫不利女子吳本作摩膏除小兒百病生山谷

梓白皮氣味苦寒無毒主熱毒吳本無毒字去三蟲葉擣傅猪瘡飼猪肥大三倍生山谷

桐葉氣味苦寒無毒主惡蝕瘡著陰皮主五痔殺三蟲華主傅猪瘡飼猪肥大三倍生山谷

石南氣味辛苦平吳本無平字無毒主養腎氣內傷陰衰利筋骨皮毛實主蟲吳本蟲作殺蠱毒破積聚逐風痺吳本一名鬼呂生山谷

黃環氣味苦平有毒主蠱毒鬼疰鬼魅邪氣在藏中除欬逆寒熱一名淩泉一名大就生山谷

溲疏氣味辛寒無毒主吳本下有身字皮膚中熱除邪氣止遺溺利水道

吳亦可作浴湯生山谷及田野故邱墟地
吳普本無利水道字
鼠李氣味苦涼（吳本無苦涼字）微毒主寒熱瘰癧瘡（生田野）
松蘿氣味苦甘（吳本無甘字）平無毒主瞋怒邪氣止虛汗頭風女子陰
寒腫痛（吳普本痛作病○吳本一名女蘿）（生山谷）
蘗實根氣味辛溫無毒主邪風諸痺疼酸續絕傷補骨髓一名連
本（生山谷）
蔓椒氣味苦溫無毒主風寒溼痺歷節疼除四肢厥氣膝痛煎湯
蒸浴取汗（吳本一名家椒生川谷及邱家間吳普本無後六字）
欒華氣味苦寒無毒主目痛淚出傷眥消目腫（生川谷）
淮木氣味苦平無毒主久欬上氣傷中虛羸女子陰蝕漏下赤白
沃一名百歲城中木（生山谷）
大豆黃卷氣味甘平無毒主溼痺筋攣膝痛黑大豆久服令人身

重（吳本無黑大豆九字但有生大豆三字）主生研塗癰腫煮汁飲殺鬼毒止痛赤小豆氣味甘酸平無毒主下水腫（吳本無腫字）排癰腫膿血（生平澤）

腐婢氣味辛平無毒主痰（吳本作痎似可從）瘧寒熱邪氣洩利陰不起止消渴（吳本無此三字）病酒頭痛

瓜蔕氣味苦寒有毒主大水身面四肢浮腫下水殺蠱毒欬逆上氣及（吳本無及字）食諸果病在胸腹中皆吐下之（生平澤）

苦瓠氣味苦寒無毒主大水面目四肢浮腫下水令人吐（生川澤）

六畜毛蹄甲氣味鹹平有毒主鬼疰蠱毒寒熱驚癇癲痓狂走駱駝毛尤良（陶宏景謂六畜爲牛羊豬馬雞駝）

燕屎（李時珍本闕吳本味辛平主蠱毒鬼注逐不祥邪氣破五癃利小便生平谷別錄有毒熬香用之）

天鼠屎氣味辛寒無毒主面癰腫皮膚洗洗時痛腹（吳本腹作腸）中血

氣破寒熱積聚除驚悸一名鼠法吳本法作㳒一名石肝生山谷

鼺鼠氣味微温有毒主墮胎令易生生平谷吳本作令人產易

伏翼氣味鹹平無毒主目瞑癢痛吳本無癢痛字明目夜視有精光久服令人喜樂媚好無憂一名蝙蝠一名天鼠生山谷

蝦蟇氣味辛寒有毒主邪氣破癥堅血癰腫陰瘡服之不患熱病生池澤

馬刀氣味辛微寒有毒得水爛人腸又曰得水良吳本無此十字主婦人吳本無婦人字漏下赤白寒熱破石淋殺禽獸賊鼠生池澤

蟹氣味鹹寒有小毒主胸中邪氣熱結痛喎僻面腫能吳本無能字敗漆燒之致鼠生池澤

蛇蛻氣味鹹甘吳本無甘字平無毒火熬之良主小兒百二十種驚癇蛇癇吳本蛇癇火熬之良在蠱毒下癲疾瘈瘲吳本作瘈瘲癲疾弄舌搖頭吳本無此四字寒熱

本經

腸痔蠱吳本蠱作蟲毒一名龍子衣一名弓皮吳本一名蛇符一名龍子單衣生川谷及田野

猬皮氣味苦平無毒主五痔陰蝕下血赤白五色血汁不止陰腫痛引腰背酒煮殺之生川谷

蠮螉氣味辛平無毒主久聾欬逆毒氣出刺出汗生川谷

蜣螂氣味鹹寒有毒主小兒驚癇瘈瘲腹脹寒熱大人癲疾狂陽吳本一名蛣蜣火熬之良生池澤吳普本陽作易

蛞蝓氣味鹹寒無毒主賊風喎僻軼筋及脫肛驚癇攣縮一名陵蠡生池澤

白頸蚯蚓氣味鹹寒無毒主蛇瘕去三蟲伏尸鬼疰蠱毒殺長蟲吳本仍自化為水生平土

蠐螬氣味鹹微温有毒主惡血血瘀痺氣破折血在脅下堅滿痛

月閉目中淫膚青翳白膜一名蟦蠐生平澤

石蠶氣味鹹寒有毒主五癃破石淋墮胎其肉吳本無其字解結氣利水道除熱一名沙蝨生池澤

雀甕氣味甘平無毒主寒熱結氣蠱毒鬼疰小兒驚癇吳本小兒驚癇在寒熱上一名躁舍

樗雞氣味苦平有小毒不可近目主心腹邪氣陰痿益精強志生子好色補中輕身生川谷

斑猫氣味辛寒有毒主寒熱鬼疰蠱毒鼠瘻吳本下有惡字瘡疽蝕死肌破石癃吳本一名龍尾生川谷

螻蛄氣味鹹寒無毒主產難出肉中刺潰癰腫下哽噎解毒除惡瘡一名蟪蛄一名天螻一名螜吳本夜出者良生平澤

蜈蚣氣味辛溫有毒主鬼疰蠱毒噉諸蛇蟲魚毒殺鬼物老精溫

本經

瘧去三蟲 生山谷

馬陸氣味辛溫有毒主腹中大堅癥破積聚息肉惡瘡白禿一名百足 生川谷

地膽氣味辛寒有毒主鬼疰寒熱鼠瘻惡瘡死肌破癥瘕墮胎一名蚖青 生川谷

螢火氣味辛微溫無毒主明目 吳本小兒火瘡傷熱氣蠱毒鬼疰 通神一名夜光 生池澤

衣魚氣味鹹溫無毒主婦人疝瘕小便不利小兒中風項強背摩之一名白魚 生平澤

鼠婦 吳本味酸溫主氣癃不得小便婦人月閉血瘕癇痓寒[illegible] 水道一名負蟠一名蛜蝛 生平谷

水蛭氣味鹹苦 吳本無苦字 平有毒主逐惡血瘀血月閉破血[illegible]聚

無子利水道生池澤吳本癥作瘕

木䖟氣味苦平有毒主目赤痛眥傷淚出瘀血血閉寒熱酸撕無子一名魂常生川澤

蜚䖟氣味苦微寒有毒主逐瘀血破血積堅痞癥瘕寒熱通利血脉及九竅生川谷

蜚蠊氣味鹹寒有毒主瘀血吳本作血瘀癥堅寒熱破積聚喉咽閉內寒無子生川澤

䗪蟲氣味鹹寒有毒主心腹寒熱洗洗血積癥瘕破堅下血閉生子大良一名地鼈生川澤

貝子氣味鹹平有毒主目翳五癃利水道吳本五癃利水道在下血後鬼疰蠱毒腹痛下血吳本燒用之生池澤

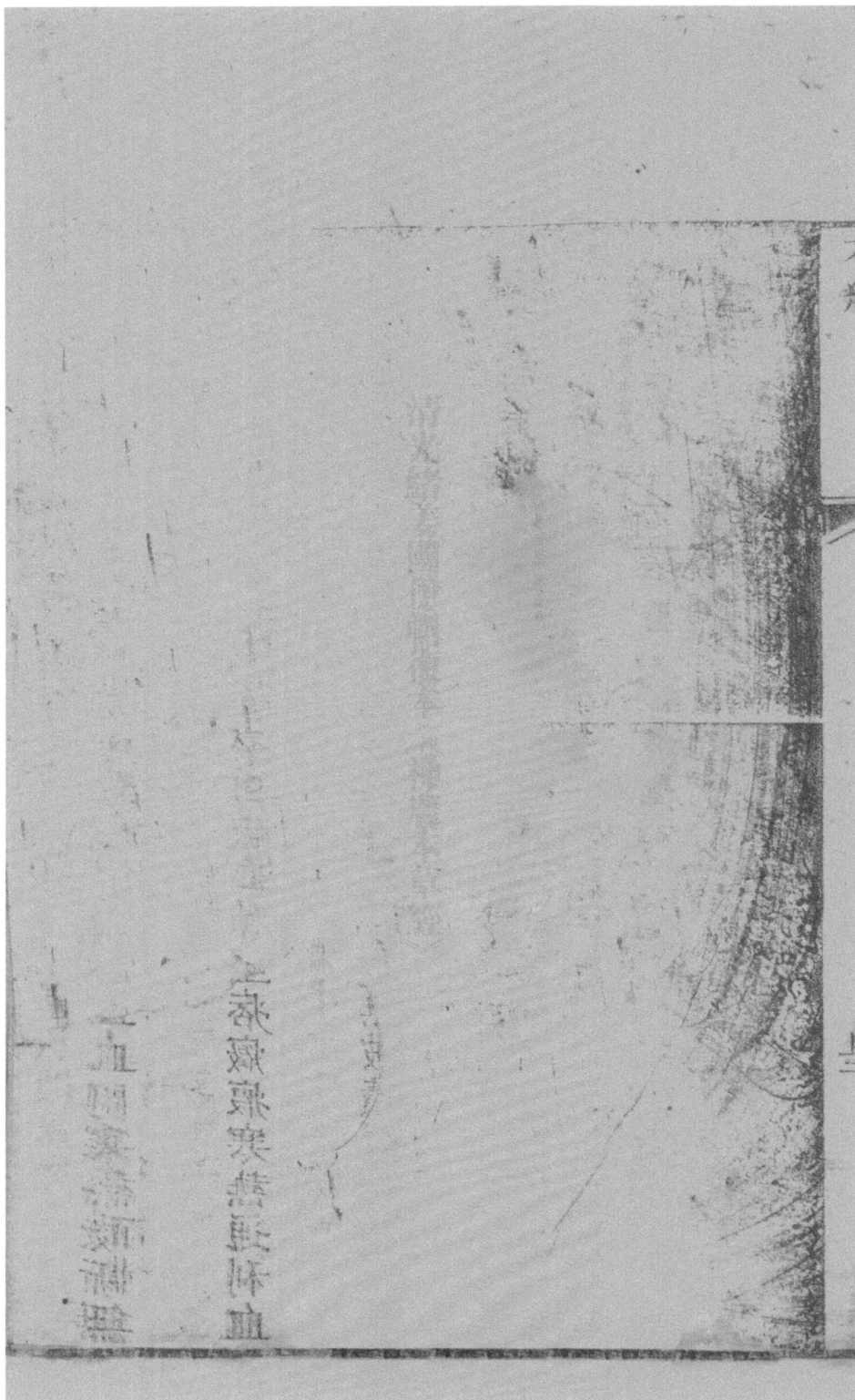

本經舊目補正 李時珍本

上品 岷陽姜國伊輯正

升麻氣味甘苦平微寒無毒主解百毒殺百精老物殃鬼辟瘟疫瘴氣邪氣蠱毒入口皆吐出中惡腹痛時氣毒癘頭痛寒熱風腫諸毒喉痛口瘡久服不夭輕身長年

吳本味甘辛主解百毒殺百老物殃鬼辟温疾瘴邪毒蠱久服不夭一名周升麻生山谷

中品

鷹屎白氣味微寒有小毒主傷撻滅痕 吳本闕

下品

由跋氣味辛苦温有毒主毒腫結熱 吳本闕

頽魋氣味甘平無毒主心腹積聚除三蟲 吳本闕

本經藥品補正　吳普本

岷陽姜國伊輯正

粟米味鹹微寒主養腎氣去胃脾中熱益氣陳者味苦主胃熱消渴利小便

黍米味甘温主益氣補中多熱令人煩

國伊意以徐長卿併入石下長卿條將升麻列入上品又合伏翼天鼠屎爲一條將鷹屎白列入下品又以連翹併入翹根條將頽魁列入下品皆補其缺又以吳本粟米黍米併入大豆黄卷條則三百六十五品無復多寡今不敢竄改古目附記於後

國伊所著神農本經經釋另列卷幅茲不敢以註混經者尊聖經也惟補正六藥悉依附記次序

跋

嗚乎神農以聖人而爲天子遍考金石草木鳥獸蟲魚藥三百六十有五以應一歲聖人與天合德如是其廣大精微也即名醫別錄亦僅一知半見不出先聖範圍況後人乎唐宋以還藥品愈博愈雜採用愈多愈惑竄易經文直欲舉聖經之全而裂滅之後人私意之禍天下萬世如此其烈也嗚乎害聖道者延及荒裔亦云至矣 國伊徒托空言曾不能籍手以補救其間天其以我爲孟氏乎爲韓退之乎抑亦張長沙孫思邈之用心也已

大清光緒十有八年秋九月戊子岷陽姜國伊跋

聖經書目附記

神農本經　黃帝靈樞經　黃帝素問經

伊尹湯液經　仲景傷寒論皇甫謐謂仲景撰次伊尹湯液經爲傷寒卒病論十六卷

名賢書目附記

扁鵲難經　扁鵲人鏡經　倉公診法見史記

仲景金匱玉函經　華陀中藏經　華陀五禽經

名醫別錄　王叔和脉經　皇甫謐甲乙經

葛洪肘後方　孫思邈千金方　千金翼方

清光緒姜國伊輯復本《神農本草經》

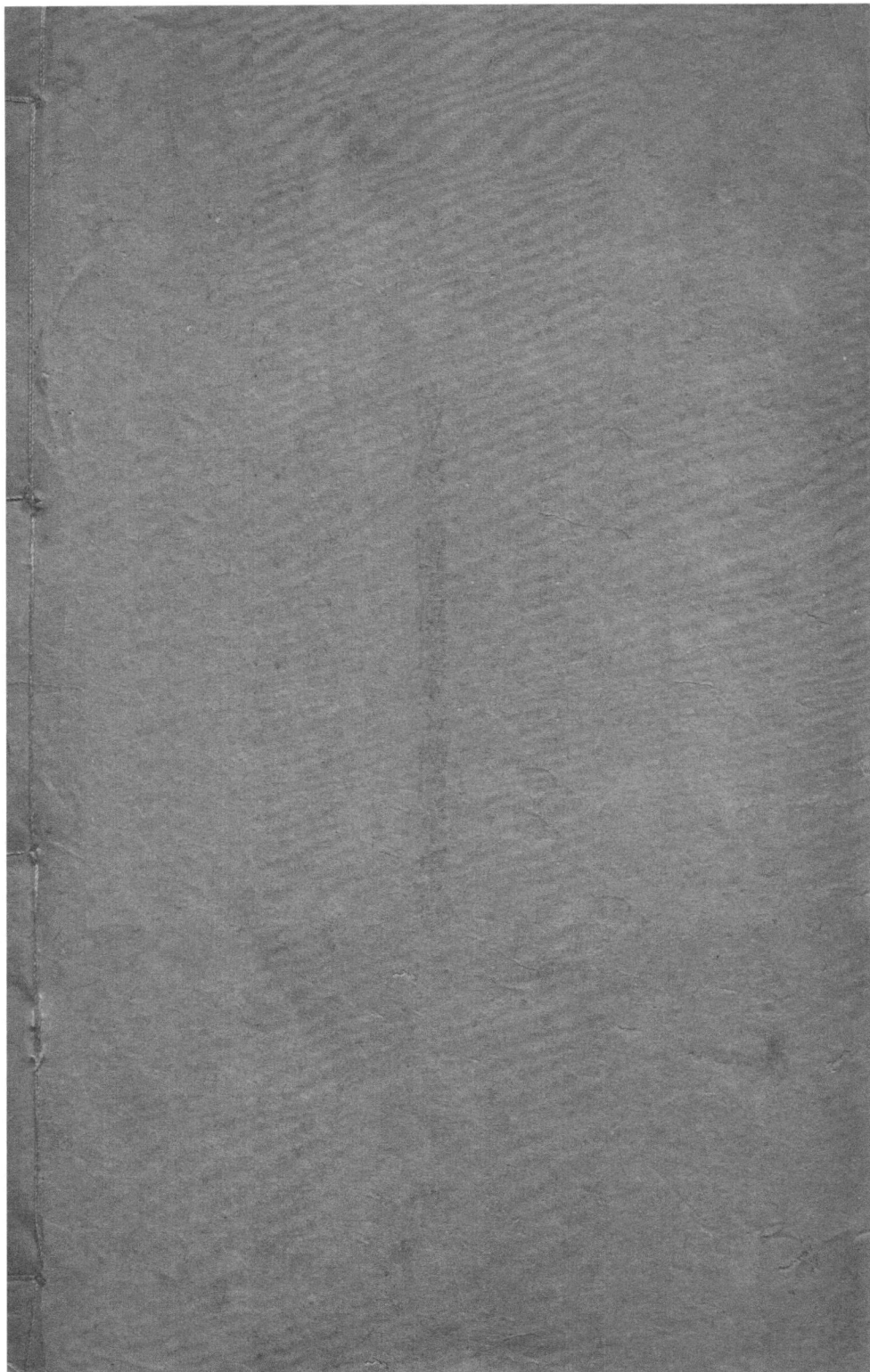

清光緒王仁俊輯復本《神農本草經》

楊明明

提　要

王仁俊（一八六六—一九一三），字捍鄭，一字感蒓，江蘇吴縣（今蘇州市）人，光緒十八年（一八九二）進士，官至湖北知府，先後任存古堂教員、京師大學堂教習、學部編譯圖書局副局長等職，并于上海創辦實學報館。王氏受業于清代著名學者俞樾，長于經史金石文字，精考據及目録之學，著述甚豐。已刊著作有《爾雅疑義》《説文獨字成部考》《漢書許注輯證》《遼文萃》《遼藝文志補證》《西夏文綴》《西夏藝文志》等二十四種，尚有《説文考异纂》《小學鈎沉補》《隋書藝文志校補》《吴郡著述考》《籀鄦簃文集》等五十六種未曾刊印。（王仁俊輯《玉函山房輯佚書續編三種》，上海古籍出版社，一九八九年版）

在王氏所有成就中，以輯佚成就最大，續補馬國翰《玉函山房輯佚書》之作，主要有《玉函山房輯佚書續編》《玉函山房輯佚書補編》《經籍佚文》三種。

《玉函山房輯佚書續編》前有作者自叙，作于光緒二十年甲午（一八九四）秋七月。書中收録了《神農本草》，原題一卷，實則只有一條佚文，出自《意林》一書。其内容是『太一小子』問答之文，當爲孫星衍、孫馮翼本輯佚之補充。按語云：『孫君馮翼但據《御覽》所引，不及《意林》。』故輯録此條。

雖然王仁俊輯書有五百多種，但其每部書的佚文數量并不多，有的僅有一兩條。此處的《神農本草》就是這種情况。因爲王氏所作的工作多爲補輯、重輯，是在前人輯佚成果的基礎上進行拾遺補缺，所以收録佚文數量大都較少。

王氏輯佚著作《玉函山房輯佚書續編》《玉函山房輯佚書補編》《經籍佚文》三種，僅有稿本一部，現藏于上海圖書館。此三書于一九八九年由上海古籍出版社影印出版，名爲《玉函山房輯佚書續編三種》。

玉函山房輯佚書續編補編

甲午春二月
進睦褚緘題
於籀鄦誃

同堂

神農本草

稽首再拜問于太一小子曰自鑿井出泉五味蘇煮口别生熟後乃食咀男女異利子識其父曾聞太古之時人壽過百無殂落之咎獨何氣使然耶太一小子曰天有九門中門最良日月行之名曰國皇字曰老人出見南方長生不死衆耀同光乃從而嘗藥以救人命意林六

俊按孫君馮翼但据御覽所引不及意林因君

廣業据路史炎帝紀注引意林畧同

民國劉復輯復本《神農古本草經》

楊明明

提要

劉復(一八九七——一九六〇),字民叔,四川成都人。少時就讀于成都府中學堂、四川存古堂,課餘從祖父、外祖習醫,師承蜀中大儒廖季平。其治學一生三變,先時方,再岐黄,終以古醫湯液正宗,尊崇《神農本草經》《傷寒論》,倡導以經方醫學爲主的古醫學,并于一九三七年創立中國古醫學會。劉復著作已公布于世者有《古醫湯液叢書》《蜀醫叢書》《魯樓醫學叢書》《神農古本草經三品逸文考》《伊尹湯液經》《時疫解惑論》《傷寒論霍亂訓解》《素問痿論釋難》《魯樓醫案》《華陽醫説》及《腫脹編》等。其所輯《神農古本草經》即《古醫湯液叢書》之第一種。

劉復十分推崇王闓運所輯《神農本草》,謂之『古本在兹,三品具備,終始貫通,原爲完璧』。故劉復本將王闓運本全文收入,『仍尊經書院光緒乙酉刊王壬秋先生校《神農本草》,并增輯附餘、逸文,合刊上、中、下三卷』(書後附劉復弟子張亦相所記)。如其序中所言:『爰遵古本,付諸剞劂,不改一字,不移一條,悉仍壬秋先生原刊之舊,并取孫、顧輯本,鉤考遺文,别附于三品之末,以備文質。』

全書篇首有劉復撰自序一篇,卷上本説(附餘),即王闓運本之『本説』部分,增附顧觀光本逸文十三條,又劉復新增逸文二十七條;卷中即王闓運本之三品正文,分三卷,第一卷上品九部一百四十四種，第二卷中品九部一百一十五種，第三卷下品九部一百零六種；卷下則爲劉復所撰逸文考异，劉復據孫星衍及孫馮翼本、顧觀光本、《證類本草》（劉氏稱『唐本』）、《太平御覽》，對王闓運本做了一些校補工作，上品逸文涉九十八種，中品涉七十三種，下品涉七十六種。

全書每卷末列校刊者題名。依次爲卷上本説（附餘）『鎮江弟子顧經（重道）、楊良柏（茂如）校刊』；卷中上品末『嘉興弟子鄒俶（宗道）、昆明弟子葉慧齡（穎如）校刊』，中品末『嘉興弟子巢元珠（曼麟）、鎮海弟子夏楨（瑞禎）校刊』，下品末『鎮江弟子殷夏（禹貢）、南匯弟子周元慶（兆民）校刊』；卷下逸文考异末『峨眉弟子賈尚齡（松浦）、鄞縣弟子陳本滎（品福）校刊』。書末附上海真茹孟金嵩（友松）、鎮海張亦相（稼新）、鎮江楊良柏（茂如）等題記，印以雙行小字。以上所記參與校刊者，皆中國古醫學會弟子。

劉復善于通過對《神農本草經》體例的研究，發現一些藥物拆分、合并的問題。在卷下『三品逸文考异』卷首，劉復言：『朱書亦不盡爲神農手訂，三代秦漢皆有附益，經傳同歸，并作朱字。然繹其文辭，固判然若黑白之不同。迨墨書出，朱書多被移奪，且墨書亦有僭稱經文者，後世校刊古本，不識此義。』如王闓運本將蘼蕪并入『芎藭』條，劉復云：『芎藭味辛温，其葉蘼蕪亦味辛温，原爲兩條，今并爲一。證以附子味辛温，其母烏頭亦味辛温，品名獨立，各自爲條，則可悟芎藭、蘼蕪同類并一之非也。』

劉復將所輯《神農古本草經》列于《古醫湯液叢書》之首，更反映了他以經方醫學爲主的醫學主張。劉復在《神農古本草經》自序中云：『嘗考醫學源流，古分二派，一曰炎帝神農，二曰黄帝軒轅。神農傳本草，黄帝傳針灸，家法不同，學派遂异。後漢張仲景，農伊家也，所廣湯液，爲集經方之大成。

凡治經方者，以湯液爲主；凡治湯液者，以本草爲主。』又在卷下『逸文考异』之後記按語言，《神草經》『無一溢言，無一冗字，爲湯液學派格物致知之藥經。醫之始，始于藥。大哉神農，醫門元從書後其弟子所撰題記可知，劉復關于中醫學術源流的辨析和對經方醫學的推崇在當時都有一影響。

該本現存一九四二年上海中國古醫學會鉛印本。本書據此本影印。

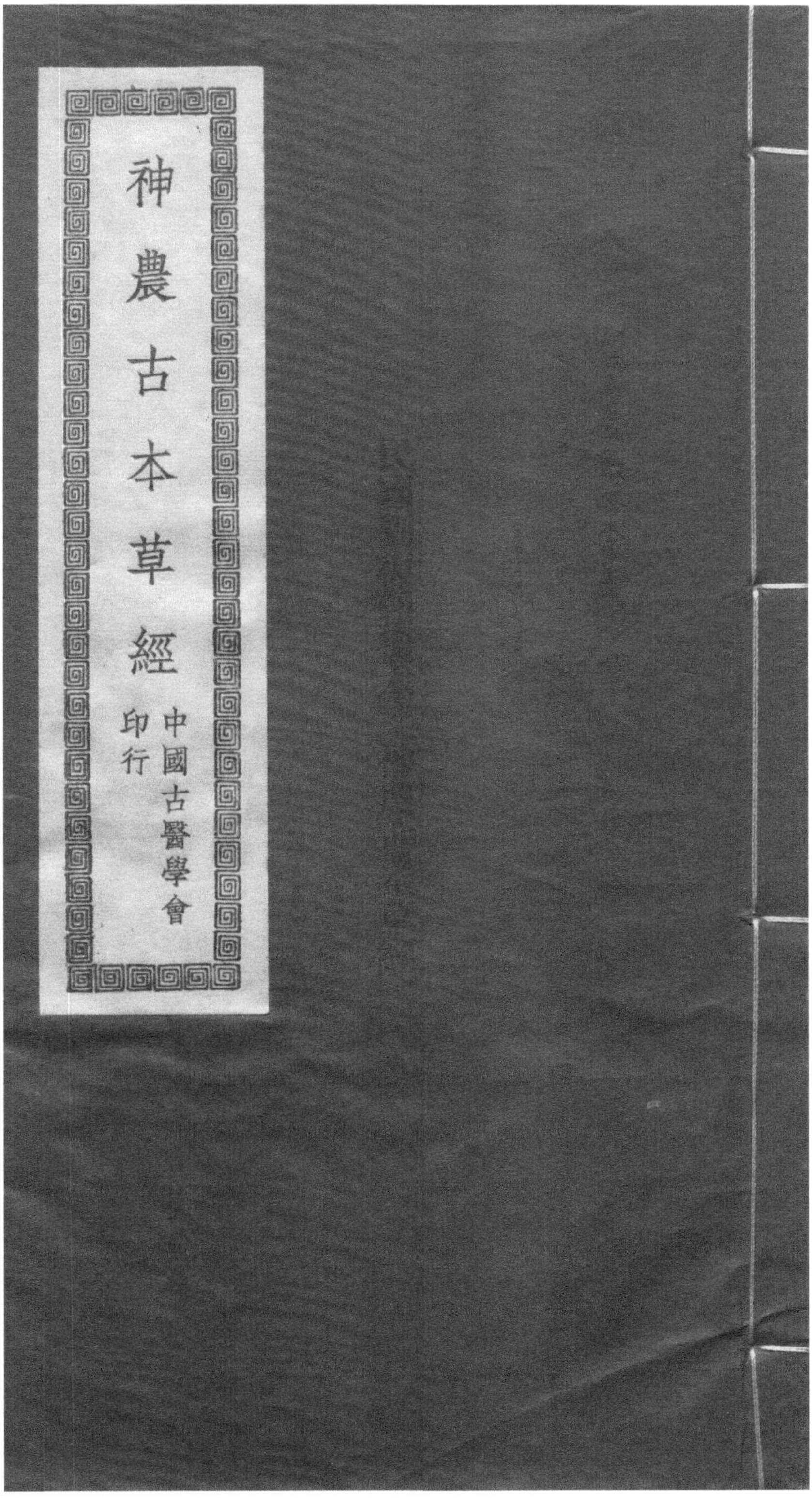
神農古本草經
中國古醫學會
印行

古醫湯液叢書

神農古本草經

劉復

劉復

中國古醫學會藏板

神農古本草經序

神農古本草三品品各一卷。合三百六十五藥。伊尹撰用本草。以爲湯液。仲景論廣湯液。以爲傷寒。聖作賢述。源遠流長。乃漢晉而後。爲道家陶弘景所竄亂。陶氏其神農之罪人哉。醫官玄稿論其集註。漸成潤色。文獻通考斥其論證。多作謬語。蓋亦有所見而云然。唐慎微撰經史證類大觀本草。所據者爲陶本而非古本。李時珍撰本草綱目。所據者爲唐本而非陶本。至若繆希雍盧之頤劉若金鄒潤菴輩。徒據唐本以求經文。未免荒陋。而張隱菴葉天士陳修園張山雷輩。未見大觀。僅據綱目。則更失之遠矣。惟淸儒孫星衍顧觀光兩氏輯本。知以太平御覽爲據。較之綱目諸本有足多者。今讀王壬秋先生校刊本。其題記云。求之六年。嚴生始從長安得明翻本。蓋古本也。古本在茲。三品具備。終始貫通。原爲完璧。然則題記所稱聊存梁以來之彷佛一語。雖直指爲陶氏以前漢晉世傳之古本可也。嘗考醫學源流古分二派。一曰炎帝神農。二曰黃帝軒轅。神農傳本草。黃帝傳鍼灸。家法不同。學派遂異。後漢張仲景農伊家也。所廣湯液。爲集經方之大成。凡治經方者。以湯液爲主。凡治湯液者。以本草爲主。而本草致用。又以證候爲重。與岐黃家法鍼灸學派。專重藏府經絡者不同。是以知神農古本草中。凡有固執藏府經絡者。皆當屬於岐黃。例如赤芝味苦益心氣。黑芝味鹹益腎氣。青芝之味酸補肝氣。白芝之味辛益肺氣。黃芝之味甘益脾氣。以五色五味。分配五藏。絕非神農家法。觀其以紫芝味甘溫益精氣者。殿於五芝之後。是以紫芝爲五芝之大主也。證以五雲母不言各隨五色安五藏。更不以雲華爲五雲母之大主。但言安五藏益子精而已。然則五石脂各隨五色補五藏。正與五芝各隨五色益五藏同屬岐黃家言。不然。消石味苦寒。主五藏積熱。石斛味甘平。主五藏虛勞。皆以一味而同主五藏者也。即如白芝味辛益肺氣。而沙參則以苦味益肺氣也。再如黑芝味鹹益腎氣。而玄參則以苦味補腎氣也。石南則以辛味養腎氣也。考御覽引神農本草別經。有紫白青赤黃黑六石英。於赤石英下著錄味苦補心氣五字。又引石硫黃青赤三品。於石硫青下。著錄主益肝氣明目六字。是亦岐黃家五色五味入五藏之說。疑宋初太平興國時。神農異本猶有存者。昔孔子歿而微言絕。七十子喪而大義乖。故春秋分爲五。詩分爲四。我神農本草之有異本。蓋猶是耳。又女萎主霍亂。按霍亂原爲岐黃病名。非農伊家所宜有也。大棗助十二經。按十二經脈原爲鍼灸所重。非湯液家所宜言也。類如斯例。未可憚舉。第此誤尙在陶弘景前。大抵出於由岐黃而農伊之王叔和。或由湯液而鍼灸之皇甫謐。抑早出於吳普李當之等。均未可知。但絕非華佗所爲。以佗尙割治。非湯液之徒也。又古本三卷。初無目錄。惟冠有本說一卷。後人改稱名例。或稱序例。或稱序錄。然試繹其義理。多與湯液經法不合。其開宗卽以上藥一百二十種。多服久服不傷人爲說。

按三品衆藥。具有多服久服之明文者。都一百五十餘。除上品外。中品亦達二十以上。卽下品之鈆丹莨菪子翹根蜀椒。皆與焉。是知可多服久服者。固不僅夫上品也。乃道家影射。妄倡神仙服餌之說。不知頓服而量重者謂之多。不愈而連服者謂之久。非謂終身服食之也。本說又言。上藥爲君。主養命。中藥爲臣。主養性。下藥爲佐使。主治病。宜用一君二臣三使五佐。又可一君三臣九佐使也。若然。則湯液經之桂枝湯。僅用五藥。似已違越此君臣佐使之法度矣。況桂枝甘草大棗俱上品。芍藥生薑俱中品。方制爲三君二臣。更無下品佐使治病之藥。似又違越此三品分主之法度矣。再如麻黃湯僅用四藥。桂枝甘草屬上品。杏仁屬下品。人皆知麻黃發表出汗。爲本方治病之主藥。乃中品而非下品也。然則所謂下藥爲佐使主治病者。豈其然乎。揆厥經義。不過三品分卷。而以緩藥居上。重藥居中。峻藥居下。凡藥皆毒。毒則疾病可愈。愈則性命可養。非必上品養命。中品養性。下品治病也。本說又言。療寒以熱藥。療熱以寒藥。飲食不消。以吐下藥。按陸英味苦寒。主膝寒痛。王孫味苦平。亦主膝冷痛。非療寒以寒藥歟。麻黃味苦溫。主溫瘧。羊躑躅味辛溫。亦主溫瘧。非療熱以熱藥歟。至於朮主消食。水蘇主殺穀。孔公孽主傷食不化。滑石主蕩胃中積聚。柴胡主腸胃中結氣。飲食積聚。此數者非吐下藥也。與消石大黃巴豆甘遂葶藶狼毒等不同。然並能主飲食不化。何也。蓋藥各有味。即味以求性。性各有能。即能以求效。故藥之治病。不必以理求。但求茲神農嘗試之效能耳。例如桂枝利關節。芍藥利小便。麻黃發表出汗。大黃通利水穀。即此效能。以爲治病之基本原則。可也。不必於此基本原則之外。再求其理。否則非附會即穿鑿矣。至於陰陽配合子母兄弟。相須相使相畏相惡。亦皆徒託空言。難於徵實。於以足知本說一卷。亦三國兩晉岐黃家言。其不可據爲神農本草之定例也明矣。而孫顧兩氏。不知此義。且未見古本。沿襲前人之積誤。誤以本說爲輯神農本草之大綱。兩氏爲長於考古之儒。而非醫家。是又不必以醫義相責也。夫神農爲內聖外王之古儒本草爲格物致知之古經。與靈樞素問。出於道家玄學者。固道不同。不相爲謀也。今欲昌明經方。發皇湯液。舍我神農本草三品。孰能與于斯。爰遵古本付諸剞劂。不改一字。不移一條。悉仍壬秋先生原刊之舊。並取孫顧輯本。鉤考遺文。別附於三品之末。以備文質學者。其能循此以仰溯仲景傷寒伊尹湯液之淵源乎。孔子曰後生可畏。焉知來者之不如今也。復性至愚。願與來學共之。民國三十一年元旦。成都劉復民叔。謹於景伊草堂

敘

梁七錄始載神農本草三卷。陶弘景云。存四卷。是其本經。韓保昇云。上中下幷序錄。合四卷也。陶列卷上。序藥性之源本。論病名之形診。卷中玉石草木三品。卷下蟲獸果菜米食三品。有名未用三品。又加中下目錄各二卷。分爲七卷。始改舊編矣。阮緒所錄。蓋用四卷本而去其本說。以三品爲三卷。乎本草之名。始漢書平帝紀樓護傳。藝文志以爲黃帝內外經。故著錄無本草書名也。此書自陶所見本。已多附益。以爲張機華佗所爲。陶始以朱墨別之。然陶序已云。朱墨雜書。則其傳久矣。漢詔言方術本草。樓護誦醫經本草方術數十萬言。班固敘言。黃帝內外經。本草石之寒溫。原疾病之深淺。今所傳有黃帝內經。乃原疾病之書。則本草其外經與。淮南子云。神農嘗百草。蓋金石木果燦然各別。唯草爲難識。炎黃之傳。唯別草而已。後遂本之。以分百品。故曰本草。余讀爾雅。釋草名類。十不識八。因以爲其草。亦皆藥品。欲求本草正之。今世所傳。唯嘉祐官本。尚有圈別。如陶朱墨之異。而湘蜀均無其書。求之六年。嚴生始從長安得明翻本。其圈頗雜糅移奪。略依例正。而以藥品分卷。其言郡縣。皆合漢名。而以吳郡爲大吳。其藥有禹餘糧王不留行。亦非周秦之文。其言鉛錫正合書禮。而與魏晉後反異。然則出於仲景元化同時無疑也。其藥無古名。更在爾雅之後。蓋方家以今名改之。嘉祐本又大移改。前後悉不可復理。聊存梁以來之彷彿耳。於時歲在閼逢涒灘秋七月。甲寅。王闓運題記。

凡三品。三百六十五種。除唐本退六種。不知少何種也。又三卷多寡不均。皆仍之。甲子重校再記。

本說

上藥一百二十種爲君。主養命以應天。無毒。多服久服不傷人。欲輕身益氣不老延年者。本上經。中藥一百二十種爲臣。主養性以應人。無毒有毒。斟酌其宜。欲遏病補虛羸者。本中經。下藥一百二十五種爲佐使。主治病以應地。多毒。不可久服。欲除寒熱邪氣破積聚愈疾者。本下經。三品合三百六十五種。法三百六十五度。一度應一日。以成一歲。藥有君臣佐使。以相宣攝合和。宜用一君二臣三使五佐。（復按孫本顧本唐本並作三佐五使。）又可一君三臣九佐使也。藥有陰陽配合。子母兄弟。根莖花實草石骨肉。有單行者。有相須者。有相使者。有相畏者。有相惡者。有相反者。有相殺者。凡此七情。合和視之。（復按唐本作合和時視之。）當用相須相使者。（復按孫本顧本唐本並作當用相須相使者良。）勿用相惡相反者。若有毒宜制。可用相畏相殺者。不爾。勿合用也。藥有酸鹹甘苦辛五味。又有寒熱溫涼四氣。及有毒無毒。陰乾暴乾。采造時月。生熟。土地所出。真僞陳新。

竝各有法。藥性有宜丸者。宜散者。宜水煑者。宜酒漬者。宜膏煎者。亦有一物兼宜者。亦有不可入湯酒者。並隨藥性。不得違越。欲療病。先察其源。先候病機。五藏未虛。六府未竭。血脉未亂。精神未散。服藥必活。若病已成。可得半愈。病勢已過。命將難全。若用毒藥療病。先起如黍粟。病去卽止。不去倍之。不去十之。取去爲度。療寒以熱藥。療熱以寒藥。飲食不消。以吐下藥。鬼疰蠱毒。以毒藥。癰腫創瘤。以創藥。風溼以風溼藥。各隨其所宜。病在胷膈以上者。先食後服藥。病在心腹以下者。先服藥而後食。病在四支血脈者。宜空腹而在旦。病在骨髓者。宜飽滿而在夜。夫大病之主。有中風。傷寒。寒熱。溫瘧。中惡。霍亂。大腹水腫。腸澼下利。大小便不通。賁豚上氣。欬逆。歐吐。黃疸。消渴。留飲。癖食。堅積。癥瘕。驚邪。顚癇。鬼疰。喉痺。齒痛。耳聾。目盲。金創。踒折。癰腫。惡創。痔瘻。癭瘤。男子五勞七傷。虛乏羸瘦。女子帶下崩中。血閉陰蝕。蟲蛇蠱毒所傷。此大略宗兆。其間變動枝葉。各宜依端緒以取之。

復按本說。爲岐黃家論本草之說也。非神農言。故義與三品不合。漢書藝文志云。經方者。本草石之寒溫。量疾病之淺深。按本草石三字之下。當有禽獸蟲魚等。而未言及者。省文也。論語學而。君子務本。集解云。本基也。此云本草石禽獸蟲魚等之寒溫。以爲經方。猶言草石禽獸蟲魚等之寒溫。爲務經方之基本。余同學楊君同菴言。醫家製方之於本草。猶儒家治經之於小學。甲乙經序云。伊尹撰用神農本草。以爲湯液。是也。若並石而省之。則成本草之名矣。漢代湯液經師。命神農三品以本草之名。其取義也。正與藝文志同。

附餘

神農稽首再拜。問於太一小子。爲衆子之長。矜其飢寒勞苦。晝則弦矢逐狩。復按蔡邕月令章句云。獵亦曰狩。狩獸也。顧觀光曰。同獸。是。求食飲水。夜則巖穴飲處。居無處所。小子矜之。道時風雨。殖種五穀。去溫燥隧。隨逐寒暑。不憂飢寒風雨疾苦。抄本書鈔百五十八。

神農稽首再拜問於太一小子曰。鑿井出泉。五味煎煑。口别生熟。後乃食咀。男女異利。子識其父。曾聞太古之時。人壽過百。無殂落之咎。獨何氣使然耶。太一小子曰。天有九門。中道最良。日月行之。名曰國皇。字曰老人。出見南方。長生不死。衆耀同光。神農乃從其嘗藥。以拯救人命。路史炎帝紀注。御覽七十八。

太一子曰。凡藥上者養命。中藥養性。下藥養病。復按。以上四句。藝文類聚引本草經同。　神農乃作赭鞭鉤鍘。從六陰陽與太一外。復按。孫星衍曰。巡字。五岳四瀆。土地所生。草石骨肉。心皮毛羽。萬千類。皆鞭問之。復按。孫星衍曰。赭鞭鉤鍘。當是賫辨候製之假音。鞭問之。即辨問之。得其所能主治。當其五味。百七十餘毒。御覽。九百八十四。

上藥令人身安命延。昇天神仙。遨遊上下。役使萬靈。體生毛羽。行廚立至。抱朴子內篇十一。

中藥養性。下藥除病。能令毒蟲不加。猛獸不犯。惡氣不行。衆妖併辟。同上。

藥物有大毒不可入口鼻耳目者卽殺人一曰鉤吻二曰鴟三曰陰命四曰內童五曰鴆宋本博物志七

藥種有五物一曰狼毒占斯解之二曰巴豆藿汁解之三曰藜蘆湯解之四曰天雄烏頭大豆解之五曰班茅戎鹽解之毒菜害小兒乳汁解先食飲二升同上

五芝及餌丹沙玉札曾青雄黃雌黃雲母太一禹餘糧皆可單服之皆令人飛行長生抱朴子內篇十一

春夏爲陽秋冬爲陰文選閒居賦注

春爲陽溫生萬物文選關中詩注

五味養精神強魂魄五石養髓肌肉肥澤諸藥其味酸者補肝養心除腎病其味苦者補心養脾除肝病其味甘者補脾養肺除心病其味辛者補肺養腎除脾病其味鹹者補腎養肝除肺病故五味應五行四體應四時夫人性生於四時然後命於五行以一補身不死命神以母養子長生延年以子守母除病究

年。御覽九百八十四

地有固活女疎銅芸紫菀之族。水經涑水注

常山有草名神護置之門上每夜叱人。初學記五

復按右十三條顧觀光氏輯爲神農本草之逸文。然嘗考諸書所引如博物志稱神農經藝文類聚稱本草經梁七錄稱神農本草隋書志稱神農本草經。據此足知陶氏所據者。亦世傳異本之一。孫星衍氏以其皆經所無或亦在序錄中爲後人節去不知文略相似乃傳本不同之故。然屬於岐黃家言者居多。縱言之。亦無非本說之逸文而已。非必神農之言也。故總列於右而別題曰附餘。使不與三品逸文相亂焉。三品逸文。別詳卷末考異。復茲續輯二十七條於後。

古者民茹草飲水。采樹木之實食蠃蜯之肉。時多疾病毒傷之害。於是神農乃始教民播種五穀相土地宜燥溼肥磽高下。嘗百草之滋味。水泉之甘苦。令民知所辟就。當此之時。一日而遇

七十毒。淮南子修務訓。

神農氏以赭鞭鞭草木。始嘗百草。始有醫藥。史記三皇本紀補。圖書集成五三九。

伏羲氏嘗味百藥而制九針。以拯夭枉。皇甫謐帝王世紀。御覽七二一。

炎帝神農氏。始教天下耕種五穀而食之。以省殺生。嘗味草木。宣藥療疾。以救夭傷。人民百姓日用而不知。著本草四卷。同上

岐伯黃帝臣也。帝使岐伯嘗味草木。典主醫病經方本草素問之書。咸出焉。同上

上通神農。著至教。擬於二皇。黃帝內經素問。著至教論。

神農以爲走禽難以久養民。乃求可食之物。嘗百草實。察鹹苦之味。教民食穀。賈誼書。御覽七十八。

神農嘗百草嘗五穀。蒸民乃粒食。陸景典略。御覽七十八。

神農食品一卷。五藏論一卷。崇文總目

神農黃帝食禁七卷。漢書藝文志

黃帝內經十八卷。外經三十七卷。同上

醫不三世。不服其藥。禮記曲禮下

三世者。一曰黄帝鍼灸。二曰神農本草。三曰素女脉訣。孔疏引舊說

伊尹撰用神農本草以爲湯液。甲乙經序

醫師掌醫之政令。聚毒藥以供醫事。周禮醫師

藥之物。恒多毒。周禮鄭注

治合之齊。復按同劑則存乎神農子義之術云。同上

按劉向云。扁鵲治趙太子暴疾尸厥之病。使子明炊湯。子儀脉神。子術按摩。又中經簿云。子義本草經一卷。儀與義一人也。若然。子儀亦周末時人也。並不說神農。按張仲景金匱云。神農能嘗百藥。則炎帝者也。言此二人。能合和此術耳。周禮賈疏

方士使者副佐本草待詔七十餘人。皆歸家。漢書郊祀志

徵天下通知逸經古記天文歷算鍾律小學史篇方術本草及以五經論語孝經爾雅。教授者在所爲駕一封軺傳。遣詣京師。至者數千人。漢書平帝紀

樓護。字君卿。齊人。父世醫也。護少隨父。爲醫長安。出入貴戚家。護誦醫經本草方術數十萬言。長者咸愛重之。（漢書樓護傳）

張機錄本草藥性。作神農本草經三卷。（歷代名醫圖考）

神農本草三卷。（梁阮孝緒七錄）神農本草經三卷（隋書經籍志）

舊經止一卷。藥三百六十五種。（文獻通考）

吳普廣陵人。華佗弟子。撰本草一卷。（蜀本草註）

李當之。華佗弟子。修神農舊經。而世少行用。（同上）

復按據右續輯諸條。知炎帝教民耕種。故號神農。神農之前。伏羲已嘗百藥。而本草必繫於神農者。正以民食之故。墨子貴義篇云。上比之農。下比之藥。是已。一日而遇七十毒。猶言藥之所以別於果菜穀食者也。食以養生。藥以治病。並皆神農之事。先君國材公嘗謂藥食同源者以此。崇文總目載神農食品一卷。當爲食以養生之經。周禮所謂食醫。食醫辨無毒者也。藝文志載神農黃帝食禁七卷。當爲藥以治病之經。周禮所謂疾醫。疾醫掌有毒者也。蓋藥之物恆多毒。毒爲食所禁。禁則爲藥也。其繫以黃帝二字者。當爲重修後所加。是則食禁七卷。卽師學相傳之神農本草。無疑。自樓護誦後。始傳於世。此云七卷。今止三卷。爲古今分合之異。其言所出郡縣。多東漢時制。北齊顏之推稱由後人所羼。陶弘景以爲張機華佗輩所爲。復 則定爲出於東漢張伯祖所集註。伯祖爲仲景之師。名醫圖考稱張機錄本草可證也。又黃帝使岐伯嘗味草木。必有論廣本草撰用經方之事。若扁鵲倉公華佗孫思邈輩。皆宗焉。然與神農嫡系之伊尹仲景。號稱湯液學派者。其精粗表裏。固不可同日語。然則議者以黃帝岐伯所傳之經方本草。爲黃帝外經之一。韙矣。夫岐黃所傳。既與神農家法不合。是必列於經外別傳焉。斯可已。

右神農本草卷上本說附錄終　鎮江弟子顧經重道　湯貝柏茂如　校栞

神農本草三卷　第一卷

蜀華陽劉復民叔學

上品九部一百四十四種

玉石部

一十八種

丹沙味甘微寒主身體五藏百病養精神安魂魄益氣明目殺精魅邪惡鬼久服通神明不老能化爲汞生符陵山谷采無時

雲母味甘平主身皮死肌中風寒熱如在車船上除邪氣安五藏益子精明目久服輕身延年　一名雲珠赤　一名雲華五色　一名雲英青　一名雲液白　一名雲沙黃　一名磷石正白　生太山山谷齊盧山及瑯邪北定山石間二月采

玉泉味甘平主五藏百病柔筋強骨安魂魄長肌肉益氣久服耐寒暑不飢渴不老神仙人臨死服五斤死三年色不變

一名玉札生藍田山谷采無時

石鍾乳味甘溫主欬逆上氣明目益精安五藏通百節利九竅
下乳汁生少室山谷及太山采無時
礬石味酸寒主寒熱洩利白沃陰蝕惡創目痛堅骨齒煉餌服
之輕身不老增年　一名羽碮生河西山谷及隴西武都石門采無時
消石味苦寒主五藏積熱胃脹閉滌去蓄結飲食推陳致新除
邪氣煉之如膏久服輕身生益州山谷及武都隴西西羌采無時
朴硝味苦寒主百病除寒熱邪氣逐六府積聚結固流癖能化
七十二種石煉餌服之輕身神仙生益州山谷有鹹水之陽采無時
滑石味甘寒主身熱洩澼女子乳難癃閉利小便蕩胃中積聚
寒熱益精氣久服輕身耐饑長年生赭陽山谷及太山之陰或掖北白山或卷山采無
時
石膽味酸寒主明目目痛金創諸癇痙女子陰蝕痛石淋寒熱
崩中下血諸邪毒氣令人有子煉餌服之不老久服增壽神
仙能化鐵爲銅成金銀　一名畢石生羌道山谷羌里句青山二月庚子辛丑日采

空青味甘寒主盲目耳聾明目利九竅通血脈養精神久服輕身延年不老能化銅鐵鉛錫作金生益州山谷及越巂山有銅處銅精熏則生空青其腹中空三月中旬采亦無時

曾青味酸小寒主目痛止淚出風痺利關節通九竅破結堅積聚久服輕身不老能化金銅生蜀中山谷及越巂采無時

禹餘糧味甘寒主欬逆寒熱煩滿下赤白血閉癥瘕大熱煉餌服之不飢輕身延年生東海池澤及山島中或池澤中

太一餘糧味甘平主欬逆上氣癥瘕血閉漏下除邪氣。久服耐寒暑不飢輕身飛行千里仙。一名石腦生太山山谷九月采

白石英味甘微溫主消渴陰痿不足欬逆胷鬲間久寒益氣除風濕痺久服輕身長年生華陰山谷及太山二月采亦無時

紫石英味甘溫主心腹欬逆邪氣補不足女子風寒在子宮絶孕十年無子久服溫中輕身延年生太山山谷采無時

青石赤石黃石白石黑石脂等味甘平主黃疸洩利腸澼膿血

神農本草第一卷

陰蝕下血赤白邪氣癰腫疽痔惡瘡頭瘍疥瘙久服補髓益氣肥健不飢輕身延年五石脂各隨五色補五藏生南山之陽山谷中

白青味甘平主明目利九竅耳聾心下邪氣令人吐殺諸毒三蟲久服通神明輕身延年不老生豫章山谷采無時

扁青味甘平主目痛明目折跌癰腫金創不瘳破積聚解毒氣利精神久服輕身不老生朱崖山谷武都朱提采無時

草部上

三十八種

菖蒲味辛溫主風寒濕痺欬逆上氣開心孔補五藏通九竅明耳目出音聲久服輕身不忘不迷惑高志不老 一名昌陽

生上洛池澤及蜀郡嚴道五月十二月采根

菊花味苦平主風頭眩腫痛目欲脫淚出皮膚死肌惡風濕痺久服利血氣輕身耐老延年 一名節花生雍州川澤及田野正月采根三月采葉五月采莖九月采花十一月采實

人參味甘微寒主補五藏安精神定魂魄止驚悸除邪氣明目
開心益智久服輕身延年　一名鬼蓋生上黨山谷及遼東二月八月上旬采根
天門冬味苦平主諸暴風濕偏痺強骨髓殺三蟲去伏尸久服
輕身益氣延年。　一名顛勒生奉高山谷二月三月七月八月采根
甘草味甘平主五藏六府寒熱邪氣堅筋骨長肌肉倍力。金創
尰解毒久服輕身延年生河西川谷積沙山及上郡二月八月除日采根
乾地黃味甘寒主折。跌絕筋傷中逐血痺塡骨髓長肌肉作湯
除寒熱積聚除痺生。者尤良久服輕身不老　一名地髓生咸陽川澤二月八月采根
朮味苦溫主風寒濕痺死肌痙疸止汗除熱消食作煎餌久服
輕身延年不飢　一名山薊生鄭山山谷漢中南鄭二月三月八月九月采根
菟絲子味辛平。主續絕傷補不足益氣力肥健。汁去面䵟。久服
明目輕身延年　一名菟蘆生朝鮮川澤田野蔓延草木之上九月采實
牛膝味苦酸。主寒濕痿痺四支拘攣膝痛不可屈伸逐血氣傷

熱火爛墮胎久服輕身耐老　一名百倍生河內川谷及臨朐二月八月十月
采根

茺蔚子味辛微溫主明目益精除水氣久服輕身莖主癮軫痒
可作浴湯　一名益母生海濱池澤五月采

女萎味甘平主中風暴熱不能動搖跌筋結肉諸不足久服去
面黑䵟好顏色潤澤輕身不老　一名玉竹生太山山谷及丘陵立春後采

防葵味辛寒主疝瘕腸洩膀胱熱結溺不下欬逆溫瘧癲癇驚
邪狂走久服堅骨髓益氣輕身　一名棃蓋生臨淄川谷及嵩高太山少室
三月三日采根

茈胡味苦平主心腹去腸胃中結氣飲食積聚寒熱邪氣推陳
致新久服輕身明目益精　一名地薰生弘農川谷及宛朐二月八月采根

麥門冬味甘平主心腹結氣傷中傷飽胃絡脉絕羸瘦短氣久
服輕身不老不飢生函谷川谷及隄阪二月三月八月十月采

獨活味苦甘平主風寒所擊金創止痛賁豚癇痓女子疝瘕久

服輕身耐老　一名羌青生雍州川谷或隴西南安二月八月采根
車前子味甘寒主氣癃止痛利水道小便除濕痺久服輕身耐
老　一名當道生眞定平澤丘陵阪道中五月五日采
木香味辛主邪氣辟毒疫溫鬼強志主淋露久服不夢寤魘寐
生永昌山谷
薯蕷味甘溫。主傷中補虛羸除寒熱邪氣補中益氣力長肌肉。
久服耳目聰明輕身不飢延年　一名山芋生嵩高山谷二月八月采根
薏苡仁味甘微寒主筋急拘攣不可屈伸風濕痺下氣久服輕
身益氣其根下三蟲　一名解蠡生眞定平澤及田野八月采實采根無時
澤瀉味甘寒主風寒濕痺乳難消。水養五藏益氣力肥健久服
耳目聰明不飢延年輕身面生光能行水上　一名芒芋生汝
南池澤五月八月采
遠志味苦溫主欬逆傷中補不足除邪氣利九竅益智慧耳目
聰明不忘強志倍力久服輕身不老　一名棘菀生太山及句川谷

四月采根葉

龍膽味苦寒主骨間寒熱驚癇邪氣續絕傷定五藏殺蠱毒久
服益智不忘輕身耐老　一名陵游生齊朐山谷及句二月八月十一月十二月
采根

細辛味辛溫主欬逆頭痛腦動百節拘攣風濕痺痛死肌久服
明目利九竅輕身長年　一名小辛生華陰山谷二月八月采根

石斛味甘平主傷中除痺下氣補五藏虛勞羸瘦久服厚腸胃
輕身延年　一名林蘭生六安山谷水傍石上七月八月采莖

巴戟天味辛微溫主大風邪氣陰痿不起強筋骨安五藏補中
增志益氣生巴郡及下邳山谷二月八月采根

白英味甘寒主寒熱八疸消渴補中益氣久服輕身延年　一
名穀菜生益州山谷春采葉夏采莖秋采花冬采根

白蒿味甘平主五藏邪氣風寒濕痺補中益氣長毛髮令黑久
服輕身耳目聰明不老生中山川澤二月采

赤箭味辛溫主殺鬼精物蠱毒惡氣久服益氣力長陰肥健輕身增年　一名離母生陳倉川谷雍州及太山少室三月四月八月采根

菴蕳子味苦微寒主五藏瘀血腹中水氣臚脹留熱風寒濕痺身體諸痛久服輕身延年不老生雍州川谷亦生上黨及道邊十月采實

菥蓂子味辛微溫主明目目痛淚出除痺補五藏益精光久服輕身不老　一名馬辛生咸陽川澤及道傍四月五月采

蓍實味苦平主益氣充肌膚明目聰慧先知久服不飢不老輕身生少室山谷八月九月采實

赤芝味苦平主胷中結益心氣補中增慧智不忘久食輕身不老延年神仙　一名丹芝生霍山

黑芝味鹹平主癃利水道益腎氣通九竅聰察久食輕身不老延年神仙　一名玄芝生常山

青芝味酸平主明目補肝氣安精魂仁恕久服輕身不老延年神仙　一名龍芝生泰山

白芝味辛平主欬逆上氣益肺氣通利口鼻強志意勇悍安魄
久食輕身不老延年神仙　一名玉芝生華山
黃芝味甘平主心腹五邪益脾氣安神忠信和樂久食輕身不
老延年神仙　一名金芝生嵩山
紫芝味甘溫主耳聾利關節保神益精氣堅筋骨好顏色久服
輕身不老延年　一名木芝生高夏山谷六芝皆六月八月采
卷柏味辛溫主五藏邪氣女子陰中寒熱痛癥瘕血閉絕子久
服輕身和顏色　一名萬歲生常山山谷石間五月七月采

草部下

三十七種

藍實味苦寒主解諸毒殺蠱蚑疰鬼螫毒久服頭不白輕身生河內平澤
芎藭味辛溫主中風入腦頭痛寒痺筋攣緩急金創婦人血閉
無子其葉爲蘼蕪味辛溫主欬逆定驚氣辟邪惡除蠱毒鬼

疰去三蟲久服通神　一名薇蕪生武功川谷斜谷西領三月四月采

黃連味苦寒主熱氣目痛眥傷泣出明目腸澼腹痛下利婦人陰中腫痛久服令人不忘生巫陽川谷及蜀郡大山二月八月采

絡石味苦溫主風熱死肌癰傷口乾舌焦癰腫不消喉舌腫不通水漿不下久服輕身明目潤澤好顏色不老延年　一名石鯪生大山川谷或石山之陰正月采

蒺藜子味苦溫主惡血破癥。結。積聚喉痺乳難久服長肌肉明目輕身。　一名旁通生馮翊平澤或道傍七月八月采實

黃耆味甘微溫主癰疽久敗創排膿止痛大風癩疾五痔鼠瘻補虛小兒百病　一名戴糝生蜀郡山谷白水漢中二月十月采

肉蓯蓉味甘微溫主五勞七傷補中除莖中寒熱痛養五藏強陰益精氣多子婦人癥瘕久服輕身生河西山谷及代郡漢中二月十月采

防風味甘溫主大風頭眩痛惡風風邪目盲無所見風行周身骨節疼痛煩滿久服輕身　一名銅芸生沙菀川澤及邯鄲瑯邪上蔡二月十月

采根

蒲黄味甘平主心腹膀胱寒熱利小便止血消瘀血久服輕身益氣力延年神仙生河東池澤四月采

香蒲味甘平主五藏心下邪氣口中爛臭堅齒明目聰耳久服輕身耐老　一名雎生南海池澤

續斷味苦微溫主傷寒補不足金創癰傷折跌續筋骨婦人乳難久服益氣力　一名龍豆生常山山谷七月八月采

漏蘆味苦寒主皮膚熱惡創疽痔濕痹下乳汁久服輕身益氣耳目聰明不老延年　一名野蘭生喬山山谷八月采根

營實味酸溫主癰疽惡創結肉跌筋敗創熱氣陰蝕不瘳利關節久服輕身益氣　一名墻薇生零陵川谷及蜀郡八月九月采

天名精味甘寒主瘀血血瘕欲死下血止血久服輕身耐老　一名豕首生平原川澤五月采

決明子味鹹平主青盲目淫膚赤白膜眼赤痛淚出久服益精

光輕身生龍門川澤石决明生豫章十月十月采

丹參。味苦微寒主心腹邪氣腸鳴幽幽如走水寒熱積聚破癥除瘕止煩滿益氣養。血。　一名郄蟬草生桐柏山川谷及太山五月采根

茜。根味苦寒主寒濕風痺黃疸補中。生喬山川谷二月三月采根

飛廉味苦平主骨節熱脛重酸疼久服令人身輕生河內川澤正月采根七月八月采花

五味子味酸溫主益氣欬逆上氣勞傷羸瘦補不足強陰益男子精生齊山山谷及代郡八月采實

旋花味甘溫主益氣去面皯黑色媚好其根味辛主腹中寒熱邪氣利小便久服不飢輕身　一名筋根花生豫州平澤五月采

蘭草味辛平主利水道殺蠱毒辟不祥久服益氣輕身不老通神明　一名水香生大吳池澤四月五月采

蛇牀子味苦平。主婦人陰中腫痛男子陰痿濕蛘。久服輕身。生臨淄川谷及田野五月采實

地膚子味苦寒主膀胱熱利小便補中益精氣久服耳目聰明輕身耐老　一名地葵生荊州平澤及田野八月十月采實

景天味苦平主大熱大倉身熱煩邪惡氣花主女人漏下赤白輕身明目　一名愼火生太山川谷四月四日七月七日采

茵蔯蒿味苦平主風濕寒熱邪氣熱結黃疸久服輕身益氣耐老生太山及北陵坡岸上五月及立秋采

杜若味辛微溫主胷脇下逆氣溫中風入腦戶頭腫痛多涕淚出久服益精明目輕身　一名土衡生武陵川澤及冤句二月八月采根

沙參味苦微寒主血積驚氣除寒熱補中益肺氣久服利人　一名知母生河內川谷及冤句般陽續山二月八月采根

白兔藿味苦平主蛇虺蜂蠆猘狗菜肉蠱毒鬼疰　一名白葛生交州山谷

徐長卿味辛溫主鬼物百精蠱毒疫疾邪惡氣溫瘧久服強悍輕身　一名鬼督郵生太山山谷及隴西三月采

石下長卿味鹹平主鬼疰精物邪惡氣殺百精蠱毒狂易亡走
啼哭悲傷恍忽生隴西池澤山谷
石龍芻味苦微寒主心腹邪氣小便不利淋閉風濕鬼疰惡毒
久服補虛羸輕身耳目聰明延年 一名龍須生梁州山谷濕地五月七
月采莖
薇。銜。味苦平主風濕痺歷節痛驚癇吐舌悸氣賊風鼠瘻癰腫
生漢中川澤及邯鄲七月采莖葉
雲實味辛溫主洩利腸澼殺蟲蠱毒去邪惡結氣止痛除寒熱
花主見鬼精物多食令人狂走久服輕身通神明生河間川谷十月采
王不留行味苦主金創止血逐痛出刺除風痺內寒久服輕身
耐老增壽生太山山谷二月八月采
姑活味甘溫主大風邪氣濕痺寒痛久服輕身益壽耐老 一
名冬葵子生河東
屈草味苦主胷脅下痛邪氣腸間寒熱陰痺久服輕身益氣耐

老生漢中川澤五月采

木部

一十九種

牡桂味辛溫主上氣欬逆結氣喉痹吐吸利關節補中益氣久服通神輕身不老生南海山谷

菌桂味辛溫主百病養精神和顏色爲諸藥先聘通使久服輕身不老面生光華媚好常如童子生交趾桂林山谷巖崖間立秋采

松脂味苦。溫主疽。惡創頭瘍白禿疥瘙風氣安五藏除熱久服輕身不老延年生太山山谷六月采

槐實味苦寒主五內邪氣熱止涎唾補絕傷五痔。火創婦人乳瘕子藏急痛久。服。明。目。益。氣。頭。不。白。以七月七日取之生河南平澤

枸杞味苦寒主五內邪氣熱中消渴風痹久服堅筋骨輕身不老。一名地輔生常山平澤及諸北陵阪岸冬采根春夏采葉秋采莖實

柏實味甘平主驚悸安五藏益氣除風濕痹久服令人潤澤美

色耳目聰明不飢不老輕身延年生太山山谷采葉四時各依方面

茯苓味甘平主胷脅逆氣憂恚驚邪恐悸心下結痛寒熱煩滿欬逆口焦舌乾利小便久服安魂養神不飢延年　一名茯菟生太山山谷大松下二月八月采

榆皮味甘平主大小便不通利水道除邪氣久服輕身不飢其實尤良　一名零榆生潁川山谷二月采皮八月采實

酸棗味酸平主心腹寒熱邪結氣聚四支酸疼濕痺久服安五藏輕身延年生河東川澤八月采實

蘗木味苦寒主五藏腸胃中結熱黃疸腸痔止洩利女子漏下赤白陰傷蝕倉　一名檀桓生漢中山谷及永昌

乾漆味辛溫主絕傷補中續筋骨塡髓腦安五藏五緩六急風寒濕痺生漆去長蟲久服輕身耐老生漢中川谷夏至後采

五加皮味辛溫主心腹疝氣腹痛益氣療躄小兒不能行疽倉陰蝕久服輕身耐老　一名豺漆生漢中川谷及寃句五月七月采莖十月采根

蔓荆實味苦微寒主筋骨間寒熱濕痺拘攣明目堅齒利九竅
去白蟲久服輕身耐老。
辛夷味辛溫主五藏身體寒熱風頭腦痛面䵟久服下氣輕身
明目增年耐老　一名侯桃（生漢中川谷九月采實）
桑上寄生味苦平主腰痛小兒背強癰腫安胎充肌膚堅髮齒
長須眉其實明目輕身通神。　一名蔦（生弘農川谷桑樹上三月三日采莖葉）
杜仲味辛平主腰脊痛補虛益氣精堅筋骨強志久服輕身耐
老　一名木綿（生上虞山谷及上黨漢中二月五月六月九月采皮）
女貞實味苦平主補中安五藏養精神除百疾久服肥健輕身
不老（生武陵川谷立冬采）
木蘭味苦寒主身大熱在皮膚中去面熱赤皰酒皶惡風癲疾
陰下痒濕明耳目（生零陵山谷及太山十二月采皮）
蕤核味甘溫主心腹邪結氣明目目赤痛傷淚出久服輕身益
氣不飢（生函谷川谷及巴西）

獸部

六種

龍骨味甘平主心腹鬼疰精物老魅欬逆洩利膿血女子漏下癥瘕堅結小兒熱氣驚癇齒。主小兒大人驚癇癲疾狂走心下結氣不能喘息諸瘡殺精物久服輕身通神明延年生晉地川谷及太山巖水岸土穴中死龍處采無時

麝香味辛溫主辟惡氣殺鬼精物溫瘧蠱毒癇痓。去三蟲久服除邪不夢寤魘寐生中臺川谷及益州雍州山中春分取之

牛黃味苦平。主驚癇寒熱熱盛狂痓除邪逐鬼久服。輕身。增年。令人不忘。生晉地平澤於牛得之

熊脂味甘微寒主風痺不仁筋急五藏腹中積聚寒熱羸瘦頭瘍白禿面皯皰久服強志不飢輕身長年生雍州山谷十一月取

白膠味甘平主傷中勞絕腰痛羸瘦補中益氣婦人血閉無子止痛安胎久服輕身延年生雲中煮鹿角作之

　

阿膠味甘平主心腹內崩勞極洒洒如瘧狀腰腹痛四支酸疼女子下血安胎久服輕身益氣　一名傅致膠生東平郡煑牛皮作之

禽部

二種

丹雄鷄味甘微溫主女人崩中漏下赤白沃補虛溫中止血通神殺毒辟不祥頭主殺鬼東門上者尤良肪主耳聾腸主遺溺肶胵裏黃皮主洩利屎白主消渴傷寒寒熱翮羽主下血閉雞子主除熱火創癎痓可作虎魄神物雞白蠹肥脂生朝鮮平澤

雁肪味甘平主風攣拘急偏枯氣不通利久服益氣不飢輕身耐老生江南池澤

蟲魚部

一十種

石蜜味甘平主心腹邪氣諸驚癎痓安五藏諸不足益氣補中止痛解毒除衆病和百藥久服強志輕身不飢不老生武都山谷河

源山谷及諸山石中

蜂子味甘平主風頭除蠱毒補虛羸傷中久服令人光澤好顏色不老大黃蜂子主心腹脹滿痛輕身益氣土蜂子主癰腫名蜚零生武都山谷

蜜蠟味甘微溫主下利膿血補中續絕傷金創益氣不飢耐老生武都山谷蜜房木石間

牡蠣味鹹平主傷寒寒熱溫瘧洒洒驚恚怒氣除拘緩鼠瘻女子帶下赤白除。留。久服強骨節殺邪鬼延年生東海池澤采無時

龜甲味鹹。平主漏下赤白破癥瘕痎瘧五痔陰蝕濕痺四支重。弱小兒顖不合久服輕身不飢　一名神屋生南海池澤及湖水中采無時

桑螵蛸味鹹平主傷中疝瘕陰痿益精生子女子血閉腰痛通五淋利小便水道。久服益氣。養神。　一名蝕肬生桑枝上二三月采蒸之

海蛤味苦平主欬逆上氣喘息煩滿胷痛寒熱生東海

神農本草經　卷一

文蛤主惡瘡蝕五痔生東海取無時

蠡魚味甘寒主濕痺面目浮腫下大水生九江池澤取無時

鯉魚膽味苦寒主目熱赤痛青盲明目久服強悍益志氣生九江池澤取無時

果部

六種

藕實莖味甘平主補中養神益氣力除百疾久服輕身耐老不飢延年　一名水芝丹生汝南池澤八月采

橘柚味辛溫主胷中瘕熱逆氣利水穀久服去臭下氣通神輕身長年生南山川谷及江南十月采

大棗味甘平主心腹邪氣安中養脾助十二經平胃氣通九竅補少氣少津液身中不足大驚四支重和百藥久服輕身長年葉覆麻黃能令出汗生河東平澤八月采

葡萄味甘平主筋骨濕痺益氣倍力強志令人肥健耐飢忍風

寒久服輕身不老延年可作酒生隴西五原燉煌山谷

蓬虆味酸平主安五藏益精氣長陰令堅強志倍力有子久服輕身不老　一名覆盆生荊山平澤及宛句

雞頭實味甘平主濕痺腰脊膝痛補中除暴疾益精氣強志令耳目聰明久服輕身不飢耐老神仙　一名鴈喙生雷池澤八月采

米穀部

三種

胡麻味甘平主傷中虛羸補五內益氣力長肌肉塡髓腦久服輕身不老　一名巨勝葉名青蘘味甘寒主五藏邪氣風寒濕痺益氣補腦髓堅筋骨久服耳目聰明不飢不老增壽巨勝苗也舊在草部唐本徙此生上黨川澤

麻蕡味辛平主五勞七傷利五藏下血寒氣多食令見鬼狂走久服通神明輕身　一名麻勃此麻花上勃勃者　麻子味甘平主補中益氣久服肥健不老。生太山川谷

菜部

五種

冬葵子味甘寒主五藏六府寒熱羸瘦五癃利小便久服堅骨長肌肉輕身延年生少室山十二月采之

莧實味甘寒主青盲明目除邪利大小便去寒熱久服益氣力不飢輕身生淮陽川澤及田中十一月采

瓜蔕味苦寒主大水身面四支浮腫下水殺蠱毒欬逆上氣及食諸果病在胷腹中皆吐下之生嵩高平澤七月七日采

白瓜子味甘平主令人悅澤好顏色益氣不飢久服輕身耐老生嵩高平澤冬瓜人也八月采

苦菜味苦寒主五藏邪氣厭穀胃痺久服安心益氣聰察少臥輕身耐老生益州川谷山陵道傍三月三日采

右神農本草上品一卷終　嘉興鄒澍潤安 昆明葉慧齡顯如 弟子 嘉興鄒傚宗道 昆明葉慧齡顯如 校栞

蜀華陽劉復民叔學

中品九部一百一十五種

石部

一十六種

雄黃味苦平。主寒熱鼠瘻惡創疽痔死肌殺精物惡鬼邪氣百蟲毒勝五兵煉食之輕身神仙　一名黃食石（生武都山谷燉煌山之陽采無時）

石硫黃味酸溫。主婦人陰蝕疽痔惡血堅筋骨除頭禿能化金銀銅鐵奇物（生東海牧羊山谷中及太山河西山）

雌黃味辛平。主惡創頭禿痂疥殺毒蟲蝨身痒邪氣諸毒煉之久服輕身增年不老（生武都山谷與雄黃同山生其陰山有金金精熏則生雌黃采無時）

水銀味辛寒。主疥瘻痂瘍白禿殺皮膚中蝨。殺金銀銅錫毒鎔化還復爲丹久服神仙不死（生符陵平土出於丹沙）

石膏味辛微寒主中風寒熱心下逆氣驚喘口乾舌焦不能息腹中堅痛除邪鬼產乳金創生齊山山谷及齊盧山魯蒙山采無時

磁石味辛鹹主周痹風濕支節中痛不可持物洒洒酸消除大熱煩滿及耳聾　一名玄石生太山川谷及慈山山陰有鐵處則生其陽采無時

凝水石味辛寒主身熱腹中積聚邪氣皮中如火燒煩滿水飲之久服不飢生常山山谷又中水縣及邯鄲

陽起石味鹹微溫主崩中漏下破子藏血癥瘕結氣寒熱腹痛無子陰痿不起補不足久服不飢　一名白石生齊山山谷及琅邪或雲山陽起山采無時

孔公孽味辛溫主傷食不化邪結氣惡創疽瘻痔利九竅下乳汁殷孽味辛溫主爛傷瘀血洩利寒熱鼠瘻癥瘕結氣　一名薑石鍾乳根也生趙國山谷又梁山及南海采無時

鐵精平主明目化銅

鐵落味辛平主風熱惡創瘍疽創痂疥氣在皮膚中生牧羊平澤及祊城

或析城采無時

鐵主堅肌耐痛

理石味辛寒主身熱利胃解煩益精明目破積聚去三蟲 一名立制石生漢中山谷及盧山采無時

長石味辛寒主身熱四支寒厥利小便通血脈明目去瞖眇下三蟲殺蠱毒久服不飢 一名方石生長子山谷及泰山臨淄采無時

膚青味辛平主蠱毒及蛇菜肉諸毒惡創 一名推石生益州川谷

草部上

三十二種

乾薑味辛溫主胷滿欬逆上氣溫中止血出汗逐風濕痺腸澼下利生者尤良久服去臭氣通神明生犍爲川谷及荆州揚州九月采

葈耳實味苦溫主風頭寒痛風濕周痺四支拘攣痛惡肉死肌久服益氣耳目聰明強志輕身生安陸川谷及六安田野實熟時采

葛根味甘平主消渴身大熱歐吐諸痺起陰氣解諸毒葛穀主

下利十歲已上　一名鹿藿（生汶山川谷五月采根）

栝樓根味苦寒主消渴身熱煩滿大熱補虛安中續絕傷　一名地樓（生弘農川谷及山陰地二月八月采根）

苦參味苦寒主心腹結氣癥瘕積聚黃疸溺有餘瀝逐水除癰腫補中明目止淚　一名水槐　一名苦識（生汝南山谷及田野三月八月十月采根）

當歸味甘溫主欬逆上氣溫瘧寒熱洒洒在皮膚中婦人漏下絕子諸惡創瘍金創煮。飲之（生隴西川谷二月八月采根）

麻黃味苦溫主中風傷寒頭痛溫瘧發表出汗去邪熱氣止欬逆上氣除寒熱破癥堅積聚　一名龍沙（生晉地及河東立秋采莖）

通。草。味辛平主去惡蟲除脾胃寒熱通利九竅血脈關節令人不忘　一名附支（生石城山谷及山陽正月采枝）

芍藥味苦平主邪氣腹痛除血痺破堅積寒熱疝瘕止痛利小便益氣（生中岳川谷及北陵二月八月采根）

蠡實味甘平主皮膚寒熱胃中熱氣風寒濕痹堅筋骨令人嗜食久服輕身花葉去白蟲　一名豕首（生河東川谷五月采實）

瞿麥味苦寒主關格諸癃結小便不通出刺決癰腫明目去翳破胎墮子下閉血（生太山川谷立秋采實）

玄參味苦微寒主腹中寒熱積聚女子產乳餘疾補腎氣令人目明（生河間川谷及寃句三月四月采根）

秦艽味苦平主寒熱邪氣寒濕風痹支節痛下水利小便（生飛烏山谷二月八月采根）

百合味甘平主邪氣腹脹心痛利大小便補中益氣（生荊州川谷二月八月采根）

知母味苦寒主消渴熱中除邪氣支體浮腫下水補不足益氣

一名沈燔（生河內川谷二月八月采根）

貝母味辛平主傷寒煩熱淋瀝邪氣疝瘕喉痹乳難金創風痙

一名空草（生晉地十月采根）

白芷味辛溫主女人漏下赤白血閉陰腫寒熱風。頭侵目淚出長肌膚潤澤。可作面脂　一名芳香生河東川谷下澤二月八月采根

淫羊藿味辛寒主陰痿絕陽。莖中痛利小便益氣力強志生上郡陽山山谷

黄芩味苦平。主諸熱黄疸腸澼洩利逐水下血閉惡創疽蝕火瘍　一名腐腸生秭歸川谷及冤句三月三日采根

狗脊味苦平主腰背強關機緩急周痺寒濕膝痛頗利老人　一名百枝生常山川谷二月八月采根

石龍芮味苦平主風寒濕痺心腹邪氣利關節止煩滿久服輕身明目不老　一名魯果能生太山川澤石邊五月五日采子二月八月采皮

茅根味甘寒主勞傷虛羸補中益氣除瘀血血閉寒熱利小便。　一名地菅生楚地山谷田野六月采根

紫菀味苦溫主欬逆上氣胷中寒熱結氣去蠱毒痿蹷安五藏生房陵山谷及眞定邯鄲二月三月采根

紫草味苦寒主心腹邪氣五疸補中益氣利九竅通水道生碭山山谷及楚地三月采根

敗醬味苦平主暴熱火創赤氣疥瘙疽痔馬鞍熱氣　一名鹿腸生江夏川谷八月采根

白鮮味苦寒主頭風黃疸欬逆淋瀝女子陰中腫痛濕痺死肌不可屈伸起止行步生上谷及宛句四月五月采根

酸醬味酸平主熱煩滿定志益氣利水道生荊楚川澤及人家田園中五月采

紫參味苦寒主心腹積聚寒熱邪氣通九竅利大小便　一名牡蒙生河西及宛句山谷三月采根

藁本味辛溫主婦人疝瘕陰中寒腫痛腹中急除風頭痛長肌膚悅顏色　一名鬼卿生崇山山谷正月二月采根

石韋味苦平主勞熱邪氣五癃閉不通利小便水道　一名石韉生華陰山谷石上二月采葉

萆薢味苦平主腰背痛強骨節風寒濕周痺惡創不瘳熱氣生眞

定山谷二月八月采根

白薇味鹹平主暴中風身熱腹滿忽忽不知人狂惑邪氣寒熱酸疼溫瘧洗洗發作有時生平原川谷三月三日采根

草部下

一十六種

水萍味辛寒主暴熱身蛘下水腫勝酒長須髮注消渴生雷澤池澤三月采

王瓜味苦寒主消渴內痺瘀血月閉寒熱酸疼益氣愈聾生魯地平澤田野及人家垣墻間三月采根

地榆味苦微寒主婦人乳痓痛七傷帶下病止痛除惡肉止痛療金創生桐柏及寃句山谷二月八月采根

海藻味苦寒主癭瘤氣頸下核破散結氣癰腫癥瘕堅氣腹中上下鳴下十二水腫生東海池澤七月七日采

澤蘭味苦微溫主乳婦內衄中風餘疾大腹水腫身面四支浮

腫骨節中水金創癰腫倉膿　一名龍棗生汝南諸大澤衖三月三日采

防己味辛平主風寒溫瘧熱氣諸癇除邪利大小便　一名解

離生漢中川谷二月八月采根

款冬花味辛溫主欬逆上氣善喘喉痺諸驚癇寒熱邪氣　一

名菟奚生常山山谷及上黨水衖十一月采花

牡丹味辛寒主寒熱中風瘈瘲痙驚癇邪氣除癥堅瘀血留舍

腸胃安五藏療癰倉　一名鹿韭生巴郡山谷及漢中二月八月采根唐本注夏生

白花秋實圓綠冬實赤色

馬先蒿味苦平主寒熱鬼疰中風濕痺女子帶下病無子生南陽川

澤

積雪草味苦寒主大熱惡創癰疽浸淫赤熛皮膚赤身熱生荊州川

谷

女菀味辛溫主風寒洗洗霍亂洩利腸鳴上下無常處驚癇寒

熱百病生漢中川谷或山陽正月二月采

王孫味苦平主五藏邪氣寒濕痺四支疼酸膝冷痛　一名牡蒙生海西川谷及汝南城郭垣下

蜀羊泉味苦微寒主頭禿惡倉熱氣疥瘙痂癬蟲生蜀郡川谷

爵牀味鹹寒主腰脊痛不得著牀俛仰艱難除熱可作浴湯生漢中川谷及田野

別羇味苦微溫主風寒濕痺身重四支疼酸寒歷節痛生藍田川谷二月八月采

木部

一十七種

淮木味苦平主久欬上氣傷中虛羸女子陰蝕漏下赤白沃

一名百歲城中木生晉陽平澤

桑根白皮味甘寒主傷中五勞六極羸瘦崩中脈絕補益虛氣

葉主除寒熱出汗桑耳黑者主女子漏下赤白汁血病癥瘕積聚陰痛陰陽寒熱無子五木耳名檽益氣不飢輕身強志

生犍爲山谷采無時

竹葉味苦平主欬逆上氣溢筋急惡瘍殺小蟲根作湯益氣止渴補虛下氣汁主風痓實通神明輕氣益氣生益州

吳茱萸味辛溫主溫中下氣止痛欬逆寒熱除濕血痺逐風邪開腠理根殺三蟲。一名藙生上谷川及冤句九月九日采

梔子味苦寒主五內邪氣胃中熱氣面赤酒皰皶鼻白癩赤癩創瘍　一名木丹生南陽川谷九月采實

蕪荑味辛平主五內邪氣散皮膚骨節中淫淫溫行毒去三蟲化食　一名無姑生晉山川谷三月采實

枳實。味苦寒主大風在皮膚中如麻豆苦痒除寒熱結止利長肌肉利五藏益氣輕身生河內川澤九月十月采

厚朴味苦溫主中風傷寒頭痛寒熱驚悸氣血痺死肌去三蟲生交阯冤句三九十月采皮

秦皮味苦微寒主風寒濕痺洗洗寒氣除熱目中青翳白膜久

神農本草經第二卷

服頭不白輕身　一名石檀生廬江川谷及宛句二月八月采皮
秦椒味辛溫主風邪氣溫中除寒痺堅齒髮明目久服輕身好
顏色耐老增年通神生太山川谷及秦嶺上或琅邪八月九月采實
山茱萸味酸平主心下邪氣寒熱溫中逐寒濕痺去三蟲久服
輕身　一名蜀棗生漢中山谷及琅邪宛句東海承縣九月十月采實
紫葳味酸微寒主婦人產乳餘疾崩中癥瘕血閉寒熱羸瘦養
胎　一名陵苕生西海川谷及山陽
猪苓味甘平主痎瘧解毒蠱疰不祥利水道久服輕身耐老生衡
山山谷及濟陰宛句二月八月采
白棘味辛寒主心腹痛癰腫潰膿止痛生雍州川谷
龍眼味甘平主五藏邪氣安志厭食久服強魂聰明輕身不老
通神明　一名益智生南海山谷
衞矛味苦寒主女子崩中下血腹滿汗出除邪殺鬼毒蠱疰
一名鬼箭生霍山山谷八月采

合歡味甘平主安五藏利心志令人歡樂無憂久服輕身明目得所欲生益州山谷

松羅味苦平主瞋怒邪氣止虛汗頭風女子陰寒腫痛　一名女蘿生熊耳山川谷松樹上五月采

獸部

七種

白馬莖味鹹平主傷中脈絕陰不起強志益氣長肌肉肥健生子眼主驚癇腹滿瘧疾當殺用之縣蹄主驚邪瘈瘲乳難辟惡氣鬼毒蠱疰不祥生雲中平澤

鹿茸味甘溫主漏下惡血寒熱驚癇益氣強志生齒不老角主惡創癰腫逐邪惡氣留血在陰中

牛角鰓下閉血瘀血疼痛女人帶下血髓補中塡骨髓久服增年膽可丸藥

羖羊角味鹹溫主青盲明目殺疥蟲止寒洩辟惡鬼虎狼止驚

悸久服安心益氣輕身生河西川谷取無時

狗莖味鹹平主傷中陰痿不起令強熱大生子除女子帶下十二疾膽主明目六月上伏取

羚羊角味鹹寒主明目益氣起陰去惡血注下辟蠱毒惡鬼不祥安心氣常不魘寐生城山川谷及華陰山采無時

犀角味苦寒主百毒蠱疰邪鬼瘴氣殺鉤吻鴆羽蛇毒除邪不迷惑魘寐久服輕身生永昌山谷及益州

禽部

三種

鷹矢味辛平主蠱毒鬼疰逐不祥邪氣破五癃利小便生高山平谷

伏翼味鹹平主目瞑明目夜視有精光久服令人喜樂媚好無憂生太山川谷立夏後采

天鼠矢味辛寒主面癰腫皮膚洗洗時痛腹中血氣破寒熱積聚除驚悸　一名石肝生合浦山谷十月十二月取

蟲魚部

一十六種

蝟皮味苦平主五痔陰蝕下血赤白五色血汗不止陰腫痛引腰背酒煮殺之生楚山川谷田野取無時

露蜂房味苦平主驚癇瘈瘲寒熱邪氣癲疾鬼精蠱毒腸痔火熬之良生牂牁山谷七月七日采

鼈甲味鹹平主心腹癥瘕堅積寒熱去否息肉陰蝕痔惡肉生丹陽池澤取無時

蟹味鹹寒主胸中邪氣熱結痛喎僻面腫敗漆燒之致鼠生伊洛池澤諸水中取無時

蚱蟬味鹹寒主小兒驚癇夜啼癲病寒熱生楊柳上五月采

蠐螬味鹹微溫主惡血血瘀痺氣破折血在脅下堅滿痛月閉目中淫膚青瞖白膜生河內平澤取無時

烏賊魚骨味鹹微溫主女子漏下赤白經枯血閉陰蝕腫痛寒

熱癥瘕無子生東海池澤取無時

白殭蠶味鹹平主小兒驚癇夜啼去三蟲滅黑䵟令人面色好。生潁川平澤四月取自死者

鮀魚甲味辛微溫主心腹癥瘕伏堅積聚寒熱女子崩中下血五色小腹陰中相引痛創疥死肌生南海池澤取無時

樗雞味苦平主心腹邪氣陰痿益精強志生子好色補中輕身生河內川谷樗樹上七月采

蛞蝓味鹹寒主賊風喎僻軼筋及脫肛驚癇攣縮　一名陵蠡生太山池澤及陰地沙石下八月取

石龍子味鹹寒主五癃邪結氣破石淋下血利小便水道　一名蜥蜴生平陽川谷及荊山石間五月取

木䖟味苦平主目赤痛眥傷淚出淋血血閉寒熱酸㾓無子

一名魂常生漢中川澤五月取

蜚䖟味苦微寒主逐瘀血破下血積堅否癥瘕寒熱通利血脈

及九竅生江夏川谷五月取

蜚蠊味鹹寒主血瘀癥堅寒熱破積聚喉咽痺內寒無子生晉陽川澤及人家屋間立秋采

䗪蟲味鹹寒主心腹寒熱洗洗血積癥瘕破堅下血閉生子大良一名地鼈生河東川澤及沙中十月取

果部

一種

梅實味酸平主下氣除熱煩滿安心支體痛偏枯不仁死肌去青黑誌惡疾生漢中川谷五月采

米穀部

二種

赤小豆味甘平主下水排癰腫膿血

大豆黄卷味甘平主濕痺筋攣膝痛塗癰腫煮汁飲殺鬼毒止痛生太山平澤九月采

菜部

五種

蓼實味辛溫主明目溫中耐風寒下水氣面目浮腫癰瘍馬。蓼。
去腸中蛭蟲輕身生雷澤川澤

葱實味辛溫主明目補中不足其莖可作湯主傷寒寒熱出汗
中風面目腫

薤味辛溫主金創創敗輕身不飢耐老生魯山平澤

假蘇味辛溫主寒熱鼠瘻瘰癧生倉破結聚氣下瘀血　一名
薑芥生漢中川澤

水蘇味辛微溫主下氣殺穀除飲食辟口臭去毒久服通神明
輕身耐老生九眞池澤七月采

右神農本草中品一卷終　嘉興鎮海弟子巢元珠曼麟夏楨瑞禎校栞

神農本草三卷　第三卷

蜀華陽劉復民叔學

下品九部一百六種

玉石部

一十二種

石灰味辛溫。主疽瘍疥瘙熱氣惡創癩疾死肌墮眉殺痔蟲去黑子息肉　一名堊灰生中山川谷

礜石味辛大熱主寒熱鼠瘻蝕倉死肌風痺腸中堅　一名青分石生漢中山谷及少室采無時

鉛丹味辛微寒。主吐逆胃反驚癇。瘨疾除熱下氣煉化還成九光久服通神明生蜀郡平澤

粉。錫。味辛寒主伏尸毒螫殺三蟲　一名解錫錫鏡鼻主女子血閉癥瘕伏腸絕孕生桂陽山谷

戎鹽味鹹寒主明目目痛益氣堅肌骨去毒蠱大鹽。令人吐。生胡

鹽山及西羌北地酒泉福祿城東南角北海青南海赤十月采大鹽生邯鄲及河東池澤

代赭味苦寒主鬼疰風。蠱毒殺精物惡鬼腹中邪氣女子赤沃漏下　一名須丸生齊國山谷采無時

鹵鹹味苦寒主大熱消渴狂煩除邪及下蠱毒柔肌膚生河東鹽池

白堊味苦溫主女子寒熱癥瘕月閉積聚生邯鄲山谷采無時

冬灰味辛微溫主黑子去肬息肉疽蝕疥瘙生方谷川澤

青琅玕味辛平主身蛘火創癰傷疥瘙死肌生蜀郡平澤

草部上

三十種

附子味辛溫。主風寒欬逆邪氣溫中金創破癥堅積聚血瘕寒濕踒躄拘攣膝痛不能行步生犍爲山谷采廣漢冬月采爲附子春采爲烏頭

烏。頭。味辛溫。主中風惡風洗洗出汗除寒濕痺欬逆上氣破積聚寒熱其汁煎之名射罔殺禽獸　一名烏喙生朗陵山谷正月二月采

長三寸以上爲天雄

天雄味辛溫。主大風寒濕痺厯節痛拘攣緩急破積聚邪氣金創強筋骨輕身。健行　一名白幕生少皇山谷二月采根

半夏味辛平。主傷寒寒熱心下堅下氣喉咽腫痛頭眩胷脹欬逆腸鳴止汗生槐里川谷五月八月采根

虎掌味苦溫主心痛寒熱結氣積聚伏梁傷筋痿拘緩利水道生漢中山谷及寃句二月八月采

鳶尾味苦平主蠱毒邪氣鬼疰諸毒破癥瘕積聚去水下三蟲生九疑山谷五月采陶云是射干苗

大黃味苦寒主下瘀血血閉寒熱破癥瘕積聚留飲宿食蕩滌腸胃推陳致新通利水穀調中化食安和五藏生河西山谷及隴西二月八月采根

葶藶味辛寒主癥瘕積聚結氣飲食寒熱破堅逐邪通利水道　一名大室生藁城平澤及田野立夏後采實

桔梗味辛微溫。主胷脅痛如刀刺腹滿腸鳴幽幽驚恐悸氣生嵩

莨菪子味苦寒主齒痛出蟲肉痺拘急使人健行見鬼多食令
高山谷及冤句二月八月采根
人狂走久服輕身走及奔馬強志益力通神　一名橫唐生海
濱川谷及雍州五月采子
草蒿味苦寒主疥瘙痂痒惡創留熱在骨節間明目生華陰川澤
旋復花味鹹溫主結氣脅下滿驚悸除水去五藏間寒熱補中
下氣生平澤川谷五月采花
藜蘆味辛寒主蠱毒欬逆洩利腸澼頭瘍疥瘙惡創殺諸蟲毒
去死肌生太山山谷三月采根
鉤吻味辛溫主金創乳痓中惡風欬逆上氣水腫殺鬼疰蠱毒
一名野葛生傅高山谷及會稽東野
射干味苦平主欬逆上氣喉痺咽痛不得消息散結氣腹中邪
逆食飲大熱　一名烏蒲生南陽川谷田野三月三日采根
蛇合味苦微寒主驚癇寒熱邪氣除熱金創疽痔鼠瘻惡創頭

瘍 一名蛇銜生益州山谷八月采

常山味苦寒。主傷寒寒熱熱發溫瘧鬼毒胷中痰結吐逆生益州川谷及漢中八月采根

蜀漆味辛平主瘧及欬逆寒熱腹中癥堅否結積聚邪氣蠱毒鬼疰生江林山川谷及蜀漢中常山苗也五月采葉

甘遂味苦寒主大腹疝瘕腹痛。面目浮腫留飲宿食破堅癥積聚利水穀道 一名主田生中山川谷二月采根

白斂味苦平主癰腫疽創散結氣止痛除熱目中赤小兒驚癇溫瘧女子陰中腫痛。生衡山山谷二八月采根

青箱子味苦微寒主邪氣皮膚中熱風瘙身癢殺三蟲生平谷道傍三月采莖葉五月六月采子

雚菌味鹹平主心痛溫中去長蟲白瘲蟯蟲蛇螫毒癥瘕諸蟲生東海池澤及渤海章武八月采

白及味苦平主癰腫惡創敗疽傷陰死肌胃中邪氣賊風鬼擊

痱緩不收　一名甘根生北山川谷又宛句及越山

大戟味苦寒。主蠱毒十二水腹滿急痛積聚中風皮膚疼痛吐逆　一名邛鉅生常山十二月采根

澤漆味苦微寒。主皮膚熱大腹水氣四支面目浮腫丈夫陰氣不足生太山川澤三月三日七月七日采莖葉

茵芋味苦溫主五藏邪氣心腹寒熱羸瘦如瘧狀發作有時諸關節風濕痺痛生太山川谷三月三日采葉

貫衆味苦微寒主腹中邪熱氣諸毒殺三蟲　一名扁府生玄山山谷及宛句少室山二月八月采根

蕘花味苦寒主傷寒溫瘧下十二水破積聚大堅癥瘕蕩滌腸胃中留癖飲食寒熱邪氣利水道生咸陽川谷及河南中牟六月采花

牙子味苦寒主邪氣熱氣疥瘙惡瘍創痔去白蟲　一名狼牙生淮南川谷及宛句八月采根

羊。躑。躅。味辛溫。主賊風在皮膚中淫淫痛溫瘧惡毒諸痺生太行山

川谷及淮南山三月采花

草部下

一十九種

商陸味辛平主水脹疝瘕痺熨除癰腫殺鬼精物 一名募根 生咸陽川谷

羊蹄味苦寒主頭禿疥瘙除熱女子陰蝕 一名鬼目 生陳留川澤

萹蓄味苦平主浸淫疥瘙疽痔殺三蟲 生東萊山谷五月采

狼毒味辛平主欬逆上氣破積聚飲食寒熱水氣惡創鼠瘻疽蝕鬼精蠱毒殺飛鳥走獸 一名續毒 生秦亭山谷及奉高二月八月采根

白頭翁味苦溫主溫瘧狂易寒熱癥瘕積聚癭氣逐血止痛療金創 一名野丈人 生嵩山山谷及田野四月采

鬼臼味辛溫主殺蠱毒鬼疰精物辟惡氣不詳逐邪解百毒 一名爵犀 生九眞山谷及冤句二月八月采根

羊桃味苦寒主熛熱身暴赤色風水積聚惡瘍除小兒熱 一

名羊腸生山林川谷及田野二月采

連翹味苦平主寒熱鼠瘻瘰癧癰腫惡創癭瘤結熱蠱毒一

名異翹生太山山谷八月采

翹根味甘寒主下熱氣益陰精令人面悅好明目久服輕身耐

老

蕳茹味辛寒主蝕惡肉敗創死肌殺疥蟲排膿惡血除大風熱

氣善忘不樂生代郡川谷五月采根

烏韭味甘寒主皮膚往來寒熱利小腸膀胱氣生山谷石上

鹿藿味苦平主蠱毒女子腰腹痛不樂腸癰瘰癧瘍氣生汶山山谷

蚤休味苦微寒主驚癇搖頭弄舌熱氣在腹中癲疾癰倉陰蝕

下二蟲去蛇毒生山陽川谷及宛朐

石長生味鹹微寒主寒熱惡創大熱辟鬼氣不詳生咸陽山谷

陸英味苦寒主骨間諸痺四支拘攣疼酸膝寒痛陰痿短氣不

足腳腫生熊耳川谷及宛朐立秋采

蓋草味苦平主久欬上氣喘逆久寒驚悸痂疥白禿瘍氣殺皮膚小蟲生青衣川谷九月十月采

牛扁味苦微寒主身皮創熱氣可作浴湯殺牛蝨小蟲又療牛病生桂陽川谷

夏枯草味苦寒主寒熱瘰癧鼠瘻頭創破癥散癭結氣脚腫濕痺輕身　一名乃東生蜀郡川谷四月采

女青味辛平主蠱毒逐邪惡氣殺鬼溫瘧辟不詳　一名雀瓢生朱崖八月采

木部

一十八種

巴豆味辛溫主傷寒溫瘧寒熱破癥瘕結聚堅積留飲痰澼大腹水脹蕩練五藏六府開通閉塞利水穀道去惡肉除鬼毒蠱疰邪物殺蟲魚生巴郡川谷八月采

蜀椒味辛溫主邪氣欬逆溫中逐骨節皮膚死肌寒濕痺痛下

氣久服之頭不白輕身增年生武都川谷及巴郡八月采實

皁莢味辛溫主風痺死肌邪氣風頭淚出利九竅殺精物生雍州川

谷及魯鄒縣九月十月采莢

柳華味苦寒主風水黃疸面熱黑葉主馬疥痂倉實主潰癰逐

膿血生琅邪川澤

楝實味苦寒主溫疾傷寒大熱煩狂殺三蟲疥瘍利小便水道

生荊山山谷

郁李仁味酸平主大腹水腫面目四支浮腫利小便水道根主

齒齗腫齲齒堅齒生高山川谷及北陵上五月六月采根

莽草味辛溫主風頭癰腫乳癰疝瘕除結氣疥瘙殺蟲魚一

名葞生上谷山谷及宛句五月采葉

雷丸味苦寒主殺三蟲逐毒氣胃中熱利丈夫女子作摩膏除

小兒百病生石城山谷及漢中土中八月采根

桐葉味苦寒主惡蝕創著陰皮主五痔殺三蟲花主傅豬創飼

猪肥大三倍生桐柏山谷

梓白皮味苦寒主熱。去三蟲。葉。擣傅。猪。創。飼。猪。肥。大。三。倍。生河內山谷

石南味辛平主養腎氣內傷陰衰利筋骨皮毛實殺蠱毒破積聚逐風痺生華陰山谷二月四月采葉八月采實

黃環味苦平主蠱毒鬼疰鬼魅邪氣在藏中除欬逆寒熱生蜀郡山谷三月采根

溲疏味辛寒主身皮膚中熱除邪氣止遺溺可作浴湯生熊耳川谷及田野故丘虛地四月采

鼠李主寒熱瘰癧創生田野采無時

藥實根味辛溫主邪氣諸痺疼酸續絕傷補骨髓　一名連木生蜀郡山谷采無時

欒華味苦寒主目痛淚出傷眥消目腫生漢中川谷五月采

蔓椒味苦溫主風寒濕痺歷節疼除四支厥氣膝痛生雲中川谷及丘冢

閒采莖根

芫花味辛溫。主欬逆上氣喉鳴喘咽腫短氣蠱毒鬼瘧疝瘕癰
腫殺蟲魚生淮源川谷三月三日采花

獸部

四種

豚卵味甘溫主驚癇癲疾鬼疰蠱毒除寒熱賁豚五癃懸蹄主
五痔伏熱在腸腸癰內蝕

麋脂味辛溫主癰腫惡創死肌寒風濕痺四支拘緩不收風頭
腫氣通腠理生南山山谷及淮海邊十月取

鼺鼠主墮胎令產易生山都平谷

六畜毛蹄甲味鹹平主鬼疰蠱毒寒熱驚癇癲痓狂走駱駝毛
尤良

蟲魚部

一十七種

蝦蟇味辛寒主邪氣破癥堅血癰腫陰創服之不患熱病生江湖池澤五月五日取

馬刀味辛微寒主漏下赤白寒熱破石淋殺禽獸賊鼠生江湖池澤及東海取無時

蛇蛻味鹹平主小兒百二十種驚癇瘈瘲癲疾寒熱腸痔蟲毒蛇癇火熬之良一名龍子衣生荊州川谷及田野五月五日十五日取之

白頸蚯蚓味鹹寒主蛇瘕去三蟲伏尸鬼疰蠱毒殺長蟲仍自化作水生平土三月取

蜈蚣味辛溫主鬼疰蠱毒噉諸蛇蟲魚毒殺鬼物老精溫瘧去三蟲生大吳川谷江南

斑猫味辛寒主寒熱鬼疰蠱毒鼠瘻惡創疽蝕死肌破石癃生河東川谷八月取

貝子味鹹平主目翳鬼疰蠱毒腹痛下血五癃利水道燒用之良生東海池澤

石蠶味鹹寒主五癃破石淋墮胎肉解結氣利水道　一名沙

蝨生江漢池澤

雀甕味甘平主小兒驚癇寒熱結氣蠱毒鬼疰　一名躁舍生樹枝間蛅蟖房也八月取

蜣蜋味鹹寒主小兒驚癇瘛瘲腹脹寒熱大人癲疾狂易火熬。之良。生長沙池澤五月五日取

螻蛄味鹹寒主產難出肉中刺潰癰腫下哽噎解毒除惡創夜出者良生東城平澤夏至取

馬陸味辛溫主腹中大堅癥破積聚息肉惡創白禿　一名百足生玄菟川谷

地膽味辛寒主鬼疰寒熱鼠瘻惡創死肌破癥瘕墮胎　一名蚖青生汶山川谷八月取

鼠婦味酸溫主氣癃不得小便婦人月閉血瘕癇痓寒熱利水道。生魏郡平谷及人家地上五月五日取

螢火味辛微溫主明目小兒火創傷熱氣蠱毒鬼疰通神精生階地池澤七月七日取

衣魚味鹹溫主婦人疝瘕小便不利小兒中風項強背起摩之生咸陽平澤

彼子味甘溫主腹中邪氣去三蟲蛇螫蠱毒鬼疰伏尸生永昌山谷

果部

二種

桃核仁味苦平主瘀血血閉瘕邪氣殺小蟲桃花殺疰惡鬼令人好顏色桃梟微溫主殺百鬼精物桃毛主下血瘕寒熱積聚無子桃蠹殺鬼邪惡不祥生太山川谷七月采

杏核仁味甘溫主欬逆上氣雷鳴喉痺下氣產乳金創寒心賁豚生晉山川谷

米穀部

一種

神農本草 第三卷

腐婢味辛平主痎瘧寒熱邪氣泄利陰不起病酒頭痛生漢中小豆花也七月采

菜部

二種

苦瓠味苦寒主大水面目四支浮腫下水令人吐生晉地川澤

水斳味甘平主女子赤沃止血養精保血脈益氣令人肥健嗜食生南海池澤

人部

一種

髮髲味苦溫主五癃關格不通利小便水道療小兒癇大人痓仍自還神化

右神農本草下品一卷終

鎮江南匯弟子殷周元夏禹貢慶兆民校栞

三品逸文考異

按本草例。神農舊經以朱書。名醫別錄以墨書。魏晉名醫。因神農舊條而有增補者。以墨字嵌於朱字之間。王壬秋先生所謂陶序已云朱墨雜書。則其傳久矣。固知朱書墨書。不自陶氏始也。復意仲景以前爲朱書。仲景以後爲墨書。朱書爲經。經無不正。以古聖人不苟著錄也。墨書則不可靠者甚多。玆舉經中之具有墮胎明文者。以爲例。按牛膝主逐血氣墮胎也。瞿麥主破胎墮子也。石蠶主破石淋墮胎也。地膽主破癥瘕墮胎也。鼺鼠主墮胎。令人產易也。又逸文水銀主殺皮膚中蝨墮胎除熱也。是六品者。爲墮胎正藥。計此之外。皆爲誤墮。如溫病服溫藥。寒病服寒藥。形氣偏勝。胎難長養。若藥能對證。卽無此弊矣。乃墨書於桂。附子。半夏。桃仁。並以墮胎著錄。後世本之。懸爲禁忌。不知金匱要略婦人妊娠篇。固已列爲常用之藥矣。其首條桂枝湯。用桂枝主補中。所以益六十日之姙娠也。第三條附子湯。用附子主溫中。所以治少腹如扇之胎脹也。第六條乾薑人參半夏丸。用半夏主下氣。所以治胎前惡阻之嘔吐也。第二條桂枝茯苓丸。用桃仁主瘀血。所以治胎漏不止之癥痼害也。據此足徵伊尹撰用神農本草。仲景論廣伊尹湯液。弟子杜度所述胎臚藥錄。衞汎所撰四逆三部厥經。婦人胎藏經。小兒顱顖方。井聞風私淑。託名撰著之平脈辨證。以及王叔和撰次仲景之傷寒雜病論。金匱要略方論。皆以子義重修。樓護誦傳。張伯祖集註之神農朱書爲本。但朱書亦不盡爲神農手訂。三代秦漢皆有附益。經傳同歸。並作朱字。然繹其文辭。固判然若黑白之不同。迨墨書出。朱書多被移奪。且墨書亦有僭稱經文者。後世校刊古本。不識此義。徒據朱墨雜書。以定其進退。如唐愼微引陶本升麻主文作墨書。目錄亦作墨書。而校者遂退之。太平御覽九百九十引作朱書。而校者因進之。進退由己。古本爲之亂焉。又芎藭味辛溫。其葉蘼蕪亦味辛溫。原爲兩條。今併爲一。證以附子味辛溫。其母烏頭亦味辛溫。品名獨立。各自爲條。則可悟芎藭蘼蕪同類併一之非也。鐵落味辛平。而鐵精則僅言平。與鐵之不著性味者。原爲一條。今分爲三。證以龍骨味甘平。與其齒之不著味性者。品名相附。併爲一條。則可悟鐵鐵落鐵精異用分三之非也。揆諸校者。臆度分併。無非欲強合三百六十五數而已。至於去古浸遠。文字脫誤。所在皆是。復生也晚。不能贊一辭。爰取太平御覽。證類大觀。並孫顧兩氏輯本。以鉤考之。核其朱墨。證其同異。以爲來學治經者之一助。然開寶序云。朱字墨字。無本得同。舊註新註。其文互闕。是則本卷所考之三品逸文。固不敢自許爲翔實也。凡所徵引。於孫星衍本曰孫本。於顧觀光本曰顧本。於唐愼微本曰唐本。依此爲例。餘如李時珍盧不遠張石頑徐靈胎以及日本森立之採輯諸本。皆不可靠。概不徵引。若近人所

神農本草　卷下

編纂之大小辭典。不但數典忘祖。抑且違反經方。難於撰用。

所謂等而下之。不足觀也已。

上品逸文男文敎謹按九十八種

雲母　雲珠赤。○唐本作色多赤。三字。墨書。　雲華五色。○唐本作五色具。三字。墨書。　雲英青。○唐本作色多青。三字。墨書。　雲液白。○唐本作色多白。三字。墨書。　雲沙黃。○唐本作色青黃。三字。墨書。　磷石正白。○唐本作色正白。三字。墨書。

玉泉　久服耐寒暑不飢渴不老神仙此十二字。唐本墨書。　一名玉札孫本顧本。並作玉朼。○查御覽九八八。作一名玉濃。○唐本。玉札二字。朱書。

礬石　堅骨齒孫本。作堅筋骨齒。○查御覽九八八。作堅骨二字。○唐本。堅骨齒三字。朱書。　煉餌服之查御覽作鍊餌久服。○唐本。鍊餌服之四字。朱書。

消石　唐本。有一名芒消四字。朱書。

朴硝　結固流癖孫本顧本。並作結固留癖。○查御覽九八八。作結癖二字。○唐本。結固留癖四字。朱書。

石膽　久服增壽神仙此六字。唐本墨書。　成金銀孫本顧本。並註御覽九八七。引作合成金銀。○唐本。成金銀三字。朱書。

空青 盲目孫本顧本。並作青盲。唐本。青盲二字。朱書。○

曾青 結堅積聚孫本顧本。並作癥堅積聚。唐本。癥堅積聚四字。朱書。○

禹餘糧 下赤白孫本顧本。並註御覽九八八。作下利赤白。○唐本。下赤白三字。朱書。 輕身上。御覽有久服二字。○唐本無。

太乙餘糧 千里仙孫本顧本。並作千里神仙。○唐本。千里神仙四字。朱書。○孫本註。御覽引作千里若神仙。

白石英 欬逆孫本顧本。並註御覽九八七。引作嘔逆。○唐本。欬逆二字。朱書。 除風濕痺孫本註。御覽引作陰溼痹。○查御覽九八七。作除溼痹。○唐本。除風溼痹四字。朱書。○濕當作溼。痺當作痹。茲遵經刊刻。古本。不改一字之例。凡經中古字今字俗字訛字。以及圖與分卷。皆一仍王壬秋先生原刻明翻本之舊。俾後來學者。得識廬山真面目也。復稟性拘謹。別輯逸文一卷。而不附入三品經文之間。正深懼此古本。因是而再亂焉爾。 輕身孫本註。御覽引作身輕健。○唐本。輕身二字。朱書。

紫石英 欬逆孫本顧本。並註御覽九八七。引作嘔逆。○唐本。欬逆二字。朱書。○查御覽九八七。引本草經。除紫石英白石英外。倘有青石英赤石英黃石英黑石英四品。觀於赤石英下。著錄味苦補心氣五字。巳足知與五芝五石脂。各隨五色。補益五藏。同屬岐黃家言。絕非神農三品之逸文。概不徵引。疑宋初太平興國時。神農本草經異本。猶有存

神農本草經卷下

者。據唐本。礬石主文下。有岐伯云久服傷人骨八字。作墨書正文。知岐黃家言。本作墨書。又據唐本白石英主文下。有黃赤青黑四石英。亦並作墨書。又御覽引本草經。石硫青。石硫赤。而唐本則列入有名未用。作墨書。墨書為陶氏所選之名醫副品。然則御覽所引者。為本草別經無疑。別經固以墨亂朱者。李昉等原非醫家。未能抉擇。編入御覽。學者識之可也。

扁青 解毒氣孫本註。御覽九八八引作辟毒。〇唐本。解毒氣三字。朱書。

菖蒲 高志不老孫本顧本。並作延年。〇唐本。延年二字朱書。高志不老四字墨書。

菊花 風頭眩唐本。作風頭頭眩。四字朱書。

人參 唐本。有一名人銜四字。朱書。 二月八月上旬采根。〇唐本作二月四月八月上旬采根。十字。

牛膝 味苦酸孫本顧本。並註。御覽九九二作味苦辛。〇唐本作味苦酸平。味苦平三字朱書。酸字墨書。〇長男文敏謹按。依前後文例。唐本朱書。作味苦平是。 主寒濕孫本註。御覽作主傷寒溼。 耐老孫本註。御覽作能老。〇唐本。主寒溼耐老五字。朱書。

茺蔚子 通作茺蔚子。 唐本。有一名益明。一名大札。八字朱書。

女萎 一名玉竹唐本。墨書。

茈胡 通作柴胡。

獨活 味苦甘平孫本顧本。並作味苦平。〇查與御覽同。〇唐本。味苦甘平。甘字墨書。〇長男 敏謹按。依

藏版翻印必究

前後文例。甘字當刪。朱書作味苦平。是。唐本。有一名羌活。一名護羌使者。十字。朱書。

木香　味辛查御覽九九一。作味辛溫。○唐本。溫字。墨書。　魘寐下。孫本註。御覽引云。輕身致神仙。○唐本。輕身致神仙五字。墨書。

澤瀉唐本。有一名水瀉。一名鵠瀉。八字。朱書。　五月八月采。○唐本。作五月六月八月採根。

遠志唐本。有葉名小草。四字。朱書。　唐本。有一名蕀蒬。一名細草。八字。朱書。

龍膽　味苦寒孫本顧本。並作味苦澀。○唐本。味苦寒三字。朱書。○　殺蠱毒孫本顧本。並作殺蠱。毒。○唐本。殺蠱毒三字。朱書。

細辛通作細辛。

石斛　羸瘦下。孫本顧本。並有強陰二字。○查與御覽同。○唐本。強陰二字。朱書。

白英一名穀菜。○御覽九九一。作蘂菜一名白英。○唐本。一名穀菜四字。朱書。

白蒿　令黑下。孫本顧本。並有療心懸少食常飢七字。○唐本。此七字。朱書。

赤箭唐本。有一名鬼督郵。五字。朱書。

菥蓂子唐本。有一名薎菥。一名大蕺。八字。朱書。

赤芝　增慧智唐本。作增智慧。朱書。

神農本草經卷下 藏版翻印必究

黃芝 忠信顧本。作中和。○唐本。忠信二字。朱書。

紫芝 益精氣顧本。作益精。○唐本。益精氣三字。朱書。 久服孫本。作久食。○唐本。久服二字。朱書。

藍實 殺蠱蚑唐本。作殺蠱蚑。○三男文歔謹按。原註蚑音其。小兒鬼也。

芎藭 其葉爲蘼蕪唐本。作其葉名三字。有芎藭苗也四字。又有生雍州川澤及寃句八字。並墨書。

三月四月采。○唐本作三月四月採根。四月五月採葉。

黃連 唐本。有一名王連四字。朱書。 蜀郡大山。○唐本作蜀郡太山。長男文敏謹按。唐本太字。疑誤。

絡石 舌腫不通孫本。顧本。並無不通二字。○唐本。舌腫二字。朱書。不通二字。墨書。 生大山川谷。○

唐本。作太山川谷。○長男文敏謹按。唐本太字。是。

蒺藜子 唐本。有一名屈人。一名止行。一名犲羽。一名升推。十六字。朱書。

肉蓯蓉 代郡漢中。二月十月采。○唐本。作代郡鴈門。五月五日採。

防風 骨節疼痛孫本。顧本。並作骨節疼痹。又並註。御覽九九二。作骨節疼痛。○唐本。骨節疼痹四字。朱書。

續斷 癰傷顧本註。御覽九八九。作癰瘍。○唐本。癰傷二字。朱書。 乳難孫本註。御覽作乳乳癰。○唐本。

難二字。朱書。 唐本。有一名屬折四字。朱書。

漏蘆 味苦寒孫本。作味苦鹹寒。○唐本。味苦鹹寒。鹹字。墨書。

營實　久服輕身益氣此六字。唐本墨書。　唐本。有一名牆麻。一名牛棘。入字朱書。

天名精　止血下下。孫本顧本並有利小便三字。○唐本。利小便下。有除小蟲。去痹。除胷中結熱。止煩渴。十三字。

並朱書。　唐本。有一名麥句薑。一名蝦蟇藍。十字朱書。

決明子　益精光孫本註。御覽引作𤤂目珠精。○查御覽九入八。作𤤂目珠精。○唐本。益精光三字。朱書。○

十月十月采。○唐本。作十月十日采。

丹參　養血孫本顧本並無。○唐本。養血二字。墨書。

飛廉　唐本。有一名飛輕四字。朱書。

旋花　唐本。有一名金沸四字。朱書。○查唐氏引唐本草陶註云。陶氏將旋菖花名金沸。作此別名。非也。據此足知陶氏

朱書。不可靠者尚多。有如此例是已。又如蛇牀子之辛甘。鬼白之微溫。白頭翁之無毒。羊桃之有毒。桑螵蛸之生桑枝上。

伏翼之生太山川谷。丹雄雞之東門上者尤良等。並作朱書。此爲翻刻者。疏忽致誤之例。於陶氏唐氏無尤。

蘭草　生大吳池澤。○王壬秋先生題記云。其言郡縣。皆合漢名。而以吳郡爲大吳。惜其存疑不論。謹爲申之。按本草

漢註。爲東漢張伯祖所集。但漢註亦有屬於仲景杜度衞汎輩所廣者。大吳二字。爲三國時吳人之尊稱。絕不是張伯祖

原註撰用之名。考伯祖弟子仲景官名羨。其困死長沙。在劉表前。而孫吳稱帝。又在劉表後。固知改吳郡爲大吳。亦必非劉

仲景。而爲杜度輩所爲無疑。雖註疏同歸。要亦可以辨識也。

蛇牀子　味苦平唐本。作味辛甘平五字。朱書。○長男文敏謹按。辛甘二字。疑墨書。　濕蛘下。孫本顧本並有除痹氣利關節癲癇惡瘡。○唐本。此十字。朱書。　唐本。有一名蛇粟。一名蛇米。八字。朱書。

景天　味苦平唐本。作味苦酸平四字。朱書。○長男文敏謹按。酸字。疑墨書。　大倉孫本顧本並作火瘡。○唐本。火瘡二字。朱書。　唐本。有一名戒火四字。朱書。

杜若　一名土衡孫本顧本並作一名杜衡。○唐本。一名杜衡四字。朱書。

石下長卿孫本無此一名。○顧本作一名徐長卿。○唐本。一名徐長卿五字。朱書。　蠱毒下。顧本有老魅二字。○唐本。老魅二字。朱書。　狂易顧本作注易。○唐本。注易二字。朱書。　嗁哭唐本作啼哭。朱書。

石龍芻　唐本。有一名草續斷五字。朱書。

薇銜　唐本。有一名麋銜四字。朱書。　生漢中川澤。及邯鄲。○唐本。作生漢中川澤。及宛句邯鄲。墨書。

雲實　除寒熱孫本。作除熱。○唐本。除寒熱三字。朱書。

王不留行　味苦孫本顧本並作味苦平。○查與御覽同。○唐本。味苦二字。朱書。平字墨書。　耐老孫本註。御覽作能老。○唐本。耐老二字。朱書。

姑活　通作姑活

屈草　味苦顧本作味苦微寒。○查與御覽同。○唐本。味苦二字。朱書。微寒二字。墨書。　腸間孫本。作腹間。〇查與御覽同。〇唐本。曆間二字。朱書。

菌桂　媚好孫本顧本。並作媚好。〇唐本。媚好二字。朱書。

松脂　唐本。有一名松膏。一名松肪。八字。朱書。

槐實　久服明目益氣頭不白孫本顧本。並無此九字。〇唐本。此九字。墨書。

枸杞　風痺孫本顧本。並作周痹。〇唐本。周痹二字。朱書。　不老孫本註。御覽九百九十。作耐老。〇唐本。不老二字。朱書。　唐本。有一名杞根。一名地骨。一名枸忌。十二字。朱書。

柏實　除風濕痺孫本。作除溼痹。〇唐本。除風溼痹四字。朱書。　潤澤孫本作悅澤。〇唐本。潤澤二字。朱書。　生太山山谷。〇谷下。唐本有柏葉尤良四字。墨書。〇受業鄒宗道謹按。柏葉尤良四字。確爲漢註逸文。不然其下之葉四時各依方面采。八字。何所根據耶。

茯苓　一名茯菟唐本。墨書。

蘗木　蘗通作蘗。　陰傷顧本。作陰陽傷。〇孫本。作陰陽。〇唐本。陰傷二字。朱書。

五加皮　味辛溫唐本。味辛二字朱書。溫字墨書。　久服輕身耐老孫本顧本。並無此六字。〇唐本。此六字。墨書。

蔓荊實　濕痺孫本。無溼字。〇唐本。溼痹二字。朱書。　耐老下。孫本顧本。並有小荊實亦等五字。〇唐本。此五字。朱書。

辛夷 寒熱孫本。無熱字。○唐本。寒熱二字。朱書。 唐本有一名辛矧。一名房木。八字朱書。

桑上寄生 一名蔦唐本墨書。○三男文駿謹按。蔦原註音弔。郭璞曰。寄生樹也。 唐本有一名寄屑。一名寓木。八字。朱書。

杜仲 補虛益氣精孫本顧本。並作補中益精氣。○唐本。補中益精氣五字。朱書。 強志下。孫本顧本。並有除陰下痒溼。小便餘瀝。○唐本。此九字。朱書。 一名木綿唐本墨書。○唐本。又有一名思仙四字。朱書。

木蘭 唐本。有一名林蘭四字。朱書。

蕤核 邪結氣孫本。作邪氣。○唐本。邪結氣三字。朱書。

麝香 痓唐本。作痙字。朱書。

牛黃 久服輕身增年令人不忘○孫本顧本。並無此十字。唐本。此十字。墨書。

熊脂 面皯皰孫本作面皯二字。○唐本。面皯皰三字。朱書。 長年孫本顧本。並無此二字。○唐本。此二字。墨書。

白膠 唐本。有一名鹿角膠。五字。朱書。

丹雄鷄 通神殺毒辟不祥唐本。此七字。墨書。東門上者尤良。O唐本。此六字作正文。朱書。肪主耳聾 腸主遺溺唐本。此八字。墨書。肶胵裏黃皮下。唐本有微寒二字。朱書。翮羽上。孫本顧本。並有黑雌鷄主風寒溼痹。五緩六急。安胎。十四字。O唐本。此十四字。朱書。

雞白蠹肥脂孫本作雞白蠹肥脂。O顧本作雞白蠹肥脂。O唐本。雞白蠹肥脂五字。朱書。

雁肪 久服下。御覽九八。有長髮二字。O唐本。作長毛髮鬚眉五字。墨書。唐本。有一名鶩肪四字。朱書。

石蜜唐本。有一名石飴四字。朱書。

蜂子 大黃蜂子 土蜂子孫本顧本。並作蜂子大黃蜂子土蜂子。查與唐本御覽同。名

蜚零孫本顧本。並作一名蜚零。O唐本。一名蜚零四字。朱書。

牡蠣 除留孫本顧本。並無此二字。O唐本作除留熱在關節六字。墨書。殺邪鬼孫本作殺邪氣。O唐本。殺邪鬼三字。朱書。唐本。有一名蠣蛤四字。朱書。

龜甲 顱不合唐本作顱不合。O三男文數謹按。原註顱音信。

桑螵蛸 久服益氣養神孫本顧本。並無此六字。O唐本。此六字。墨書。生桑枝上此四字。唐本亦作正文。朱書。O又漢註。桼蒸之三字。唐本亦作正文。朱書。而不知此七字。皆非神農本草經文也。

海蛤唐本。有一名魁蛤四字。朱書。

文蛤　蝕孫本顧本。並註御覽作陰蝕。○唐本。本。蝕字朱書。除　五痔下。孫本註。御覽作大孔出血。○唐本

墨書。○查御覽九四二大孔出血。作九孔出血。大是而九非也。又如上品白石英。主風溼痹。御覽作除溼痹。而孫本則誤

爲陰溼痹也。決明子主益精光。孫本作理目珠精。而御覽則誤爲理目珠精也。中品白薇主溫瘧。而唐本誤作溢瘧。蟥蟷

主血瘀。而孫本誤作血瘴。下品藿菌主長蟲。而唐本誤作長患。石長生主大熱。而御覽誤作火熱。蔓椒主膝痛。而古本誤

作藤痛。此皆校刊者疏忽致訛之例。是以學者當求精本而讀焉。則庶乎其不差矣。唐本。五痔二字。朱書。

蠡魚唐本。有一名鱧魚四字。朱書。

鯉魚膽　益志氣下。唐本有骨主女子帶下赤白。齒主。石淋。十二字。惟骨齒二字朱書

橘柚　輕身長年孫本顧本。並無此四字。○唐本。此四字墨書。唐本。有一名橘皮四字。朱書

葡萄　久服孫本顧本。並作久食。○唐本。久食二字。朱書。

蓬蘽　味酸平唐本。作味酸鹹平。朱書。○長男文敏謹按。鹹字疑墨書。

雞頭實　雁喙下。孫本顧本。並有實字。○唐本。雁喙實三字。朱書。

胡麻　五內孫本顧本。並註御覽九八九。作五藏。○唐本。五內二字。朱書。　葉名青蘘葉名二字。

與下文巨勝苗同義。當爲重出。疑校刊古本者。欲擬芎藭其葉爲蘼蕪之例。以便併爲一條。不知胡麻味甘平。青蘘味甘

寒。品名獨立。原爲二條也。　巨勝苗也此四字。與中品孔公孽主文下之鍾乳根也。及下品婢腐主文下之

小豆花也。同爲漢註。當作○小字。又舊在草部。唐本徙此。八字爲校刊古本者。附識之語。○次男文政謹按。此八字。非古本文。例當刪除。

麻蕡　令見鬼孫本。作令人見鬼。○唐本。令人見鬼四字。朱書。　麻子　久服肥健不老下。孫本顧本。並有神仙二字。○唐本。久服。神仙四字。墨書。肥健不老四字。朱書。

莧實　青盲瞖下。唐本。有白瞖二字。朱書。　唐本。有一名馬莧四字。朱書。

白瓜子　孫本。作瓜子。○唐本。白瓜子三字。朱書。　唐本。有一名水芝四字。朱書。

苦菜　唐本。有一名荼草。一名選。七字。朱書。

○中品逸文　男文政謹按七十三種

雄黃　味苦平孫本。作味苦平寒。○唐本。味苦平寒四字。朱書。○長男文敏謹按。寒字疑墨書。

水銀　疹孫本顧本。並作疥。○唐本。疥字朱書。　蝨下。孫本顧本。並有墮胎除熱四字。○唐本。此四字朱書。

磁石　味辛鹹孫本顧本。並作味辛寒。○查與御覽同。○唐本。作味辛鹹寒。味辛寒三字朱書。鹹字墨書。

酒洒孫本顧本。並作洗洗。○唐本。洗洗二字。朱書。　酸消唐本。作酸痟。

凝水石　唐本。有一名白水石五字。朱書。

陽起石　味鹹御覽九八七。作味酸。○唐本。味鹹二字。朱書。　破子藏血孫本顧本。並作破子。

藏中血。○查御覽作藏中血。○唐本。破子藏中血五字。朱書。陰痿不起補不足孫本引註。御覽

作陰陽不合。補不足。拘攣。○查御覽。拘攣作內攣。○唐本。陰痿不起。補不足。七字。朱書。久服不飢孫本

顧本。並無此四字。○唐本。此四字墨書。

孔公孼　殷孼顧本別作二條。查與唐本同。孼御覽九八七。作蘗。○唐本作孼。朱書。

膚青　蠱顧本。作蠱字。○唐本。蠱字朱書。一名推石唐本。墨書。

葈耳實　味苦溫孫本顧本。並作味甘溫。○唐本作味苦甘溫。苦字墨書。味甘溫三字朱書。唐本有一

名胡葈。一名地葵。八字。朱書。

葛根　一名鹿藿唐本。墨書。○唐本。又有一名雞齊根。五字。朱書。

當歸　洒洒顧本。作洗洗。○孫本。作洗。○唐本。洗洗字。朱書。唐本。有一名乾歸四字。朱書。

通草御覽九二。引作蕍草。○唐本。通草二字。朱書。關節孫本。作關結。○唐本。關節二字。朱書。

蠡實唐本。有一名劇草。一名三堅。八字朱書。

瞿麥　下閉血顧本。無下字。○唐本。下閉血三字。朱書。唐本。有一名巨句麥。五字。朱書。

玄參唐本。有一名重臺。四字。朱書。

秦艽生飛鳥山谷。○唐本作生飛鳥山谷。墨書。

知母　一名沈燔唐本。墨書。野唐本。又有一名蚳母。一名連母。一名野蓼。一名地參。一名水參。一名水浚。一名貨母。一名蝭母。三十二字。朱書。

白芷　孫本作白茝。○唐本。一名白茝四字。墨書。

淫羊藿　絕陽孫本顧本。並作絕傷。○唐本。絕傷二字。朱書。○查唐本作絕傷。莖中痛。○莖中痛三字。與古本同。　陰痿下。御覽九九二。有傷中二字。○唐本。有一名剛前四字。朱書。

狗脊　關機顧本。作機關。○唐本。關機二字。朱書。

石龍芮　唐本。有一名地椹四字。朱書。

茅根　利小便下。孫本顧本。並有其苗主下水五字。○唐本。此五字。朱書。　一名地菅唐本。墨書。○唐本。又有一名蘭根。一名茹根。八字。朱書。

紫草　唐本。有一名紫丹。一名紫芙。八字。朱書。

酸醬　水道下。孫本顧本。並有產難吞其實立產七字。○唐本。此七字。朱書。唐本。酸醬作酸漿。又一名醋漿。

紫參　味苦寒孫本顧本。並作味苦辛寒。○查御覽九九一。作味苦寒。○唐本。味苦辛寒四字。朱書。

藁本　唐本。有一名地新四字。朱書。

白薇　味鹹平孫本顧本。並作味苦平。○唐本作味苦鹹平。鹹字墨書。味苦平三字朱書。　腹滿孫本顧本。並作肢滿。○唐本。肢滿二字。朱書。溫瘧唐本。作溢瘧。朱書。

水萍 下水腫孫本。顧本。並作下水氣。○唐本。下水氣三字。朱書。○注消渴顧本。作止消渴。○孫本無注字。○渴字下。顧本孫本。並有久服輕身四字。○唐本作止消渴。久服輕身。七字朱書。唐本。有一名水花四字。朱書。

王瓜唐本。有一名土瓜四字。朱書。

地榆 止痛除惡肉止痛療金創止痛文凡兩見。舊於前止痛二字。外加墨筐子。存疑。○孫本顧本。並作止痛。除惡肉。止汗。療金創。○唐本。止痛。除惡肉。止汗。療金創。十字朱書。○

海藻唐本。有一名落首四字。朱書。

澤蘭 內衄孫本註。御覽作衄血。○顧本註。御覽作血衄。○查御覽九百九十。作衄血。○唐本。內衄二字。朱書。唐本。有一名虎蘭四字。朱書。

款冬花唐本有一名橐吾。一名虎鬚。一名顆東。十二字朱書。

牡丹唐本。有一名鼠姑四字。朱書。次男文政謹按。漢註後。附有唐本註。夏生白花。秋實圓綠。冬實赤色。十五字。非古本文。例當刪除。

馬先蒿 味苦平孫本。作味平。○唐本。作味苦平。苦字墨書。味平二字朱書。唐本。有一名馬屎蒿五字。

朱書。

積雪草 生荆州川谷。○唐本作生荆州山谷。

女菀 百病孫本顧本。並作百疾。○唐本。百疾二字。朱書。

王孫 一名牡蒙孫本顧本唐本。並無。

蜀羊泉 癬蟲下。顧本有療齲齒三字。○唐本。此三字。墨書。

爵牀 脊顧本。作背字。○唐本。脊字朱書。

別羈孫本作別羈。○顧本作別羇。○唐本。別羇二字朱書。 寒歷節痛孫本。作寒邪歷節痛。○唐本。寒邪歷節痛五字。朱書。

桑根白皮 補益虛氣孫本顧本。並作補虛益氣。○唐本。補虛益氣四字。朱書。 五木耳

名檽采無時。○唐本作六月多雨時采。六字墨書。○三男文驗謹按。原註檽音輭。 受業張亦相謹按。唐本引

唐本草注云。楮耳人常食。槐耳用療痔。楡柳桑耳。此爲五耳。輭者並堪噉。 受業季介民謹按。神農舊經三卷。至梁

陶弘景。進名醫別錄而註釋之。分爲七卷。唐顯慶中。蘇恭又摭其差謬。表請刊定。乃命司空英國公李世勣等。與恭參考

得失。廣爲二十卷。世謂之唐本草。僞蜀孟昶。亦嘗命其學士韓保昇。以唐本圖經。參比爲書。稍或增廣。世謂之蜀本草。唐

愼微云。自漢迄今。甫千歲。其間三經譔著者。是也。惟三書世少傳本。不易獲讀耳。

竹葉 實 輕氣益氣孫本顧本並作輕身益氣。○唐本。輕身益氣四字。朱書。

吳茱萸 一名藙生上谷川。○唐本。作一名藙。朱書。生上谷川谷○查御覽九九一。作一名藙。○三男文歟

謹按藙。原註音毅。 根殺三蟲下御覽有久服輕身四字。○唐本無。

梔子 酒炮孫本。作酒泡。○顧本作酒炮。○唐本。酒炮二字。朱書。

蕪荑 味辛平孫本。作味辛。○查與御覽同。○唐本作味辛平。味辛二字朱書。平字墨書。 散皮膚

骨節中淫淫溫行毒唐本此十一字朱書。○查御覽九九二。作散腹中嗢嗢息六字。 去三

蟲御覽。作逐寸白。○唐本。去三蟲三字。朱書。

厚朴 三九十月采皮。○唐本。作三月九月采皮。

秦皮 一名石檀唐本。墨書。

紫葳 味酸微寒御覽九九二。作味鹹微寒。○唐本。味酸微寒四字。朱書。 一名陵苕唐本。

墨書。

猪苓 唐本。有一名猳猪屎五字。朱書。

白棘 唐本。有一名棘鍼四字。朱書。

合歡 利心志御覽九百六十。作和心氣。○唐本。利心志三字。朱書。

白馬莖 陰不起顧本。作陰不足。○唐本。陰不起三字。朱書。 眼 當殺用之此四字。唐本墨書。 懸蹄唐本。作懸蹄。 蠡蛀唐本。作蠡疰。

鹿茸唐本。有七月採三字。墨書。

狗莖孫本。顧本。並作牡狗陰莖。○唐本。此四字朱書。 膽主明目唐本此四字墨書。 唐本有一名狗精四字。朱書。

羖羊角孫本。作麢羊角。○查御覽九八八。作靈羊角。○唐本。羖羊角三字。朱書。 不魘寐下。唐本有久服強筋骨輕身七字。朱書。

鷰矢孫本。作燕屎。○顧本。作燕屎。○唐本。作鷰屎。朱書。

伏翼唐本。有一名蝙蝠四字。朱書。 生太山川谷。○唐本。作正文。朱書。

天鼠矢孫本。作天鼠屎。○顧本作天鼠屎。○唐本。天鼠屎三字。朱書。 腹中孫本作腸中。○唐本腹中二字。朱書。 一名石肝唐本。墨書。

蝟皮 血汗孫本顧本並作血汁○唐本血汗二字朱書

露蜂房孫本。顧本。唐本。御覽。並作露蜂房。 唐本有一名蜂腸四字朱書。

蠏 味鹹寒唐本。味鹹二字朱書。寒字墨書。

神農本草　卷下

蚱蟬　味鹹寒唐本。味鹹甘寒。味鹹二字朱書。甘寒二字墨書。　生楊柳上。○唐本作正文。朱書。

蠐螬　血瘀孫本註。御覽作血瘴。○查御覽。作血瘴。○唐本血瘀二字。朱書。○受業鄧志銳謹按。據升庵。辟瘟疾障邪毒蠱七字。御覽作瘴邪。唐本作障氣。疑瘴與障通。此云血瘴。卽瘀瘀之意歟。　唐本。有一名蟦蠐四字。朱書。

烏賊魚骨　經枯孫本顧本。並作經汁。○唐本。經汁二字。朱書。

白殭蠶　味鹹平孫本。作味鹹。○唐本。作味鹹辛平。味鹹二字朱書。辛平二字墨書。　面色好

下。孫本顧本。並有男子陰瘍病五字。○唐本。此五字朱書。

木蝱　淋血孫本顧本。並作瘀血。○唐本。瘀血二字。朱書。

蜚蠊　主血瘀孫本註。御覽引云。逐下血。○唐本。主血瘀三字。朱書。

梅實　惡疾顧本。作惡肉。○唐本。惡疾二字。朱書。

赤小豆　孫本顧本。並附在大豆黃卷條。○唐本目錄註。元附大豆黃卷條下。今分條。　味甘平唐本。

作味甘酸平四字。墨書。

大豆黃卷　塗癰腫煮汁飲殺鬼毒止痛塗字上。孫本顧本。並有生大豆三字。○唐

本同。此十四字。朱書。

薤　孫本。附葱實條下。○顧本。葱薤分爲二條。○查與唐本同。○受業張亦相謹按。葱薤雖屬同類。但物異而效用又別。

故本經當作二條。陶氏僭合。孫氏和之。不如顧氏知宗經也。

假蘇　下瘀血下。孫本顧本。並有除溼痹三字。○唐本。此三字。朱書。　一名薑芥唐本。墨書。

唐本。有一名鼠蓂四字。朱書。

水蘇　去毒下。孫本顧本。並有辟惡二字。○唐本。作辟惡氣三字。朱書。

○下品逸文男文數謹按。七十六種。

石灰　一名堊灰孫本顧本。並作一名惡灰。○唐本。一名惡灰四字。朱書。

礜石通作礜石。　味辛大熱經中言大熱者。止此一品。○受業陳品福謹按。上品曾青。味酸小寒。經中言小寒者。亦止此一品。大熱者。溫之極也。而小寒則猶言微寒而已。若曰無寒而平。則大非也。　腸中堅孫本顧本。並作腹中堅。○孫本註。御覽引云。除熱。殺百獸。○唐唐本本作腹中堅。邪氣。除熱。七字。朱書。殺百獸三字。墨書。本

有一名立制石。一名青分石。御覽固羊石。十字。朱書。作青介石。

鉛丹孫本顧本。並作鉛丹。○唐本。鉛丹二字。朱書。　吐逆孫本。作上逆。並註御覽引作吐下。云久服成仙。

○查御覽九八五。作人服成仙。○唐本吐逆二字。朱書。人服四字。唐本無。

戎鹽　味鹹寒孫本顧本。並無此三字。○唐本。此三字。墨書。　堅肌骨唐本。作緊肌骨。朱書。

代赭　鬼疰風　腹中邪氣孫本顧本。並作鬼疰賊風。腹中毒邪氣。○唐本。此九字。朱書。

鹵鹹　孫本。作鹵鹽。○顧本作鹵鹹。○唐本。鹵鹹二字。朱書。○查御覽。作鹵鹹。同。

白堊　積聚下。唐本有陰腫痛。漏下。無子。七字朱書。　御覽九八八。白堊卽白善土也。○唐本。作一名白善四字。墨書。

冬灰　唐本。有一名藜灰四字。朱書。

青琅玕　唐本。有一名石珠四字。朱書。

附子　踒躄　顧本註。御覽九百九十。作痺躄。○查御覽。痺躄。作痺癖。○唐本。踒躄二字。朱書。　生犍爲下。御覽有爲百藥之長五字。○查唐本。作爲百藥長四字。墨書。

烏頭　射罔　唐本。作射罔。朱書。　一名烏喙　唐本。作一名烏喙。朱書。○三男文獻謹按。喙原註音諱。　唐本。有一名奚毒。一名卽子。八字朱書。　御覽九百九十。一名葉毒。一名莿。○唐本。此七字無。

天雄　強筋骨　唐本。作強節骨三字。朱書。　御覽九百九十。輕身健行下。有長陰氣。強志。令人武勇。力作不倦。十三字。○唐本。此十三字。墨書。　生少皇山谷。○唐本。作生少室山谷。五字墨書。○受業顧重道謹按。本經郡縣。無少皇。而言少室者。不一而足。足知唐本言天雄生少室。爲不誤也。　受業鄭友良謹按。附子。廣雅曰蕪奚。淮南曰奚毒。又說文以莿爲烏頭。蜀語以莿爲側子。讀廣雅蕪奚與附子。莿子與烏頭。駢列一條。可以證附子三物。同種互名之緣起也。

半夏 唐本。有一名地文。一名水玉。八字朱書。

鳶尾 孫本顧本並作鳶尾。○唐本。鳶尾二字朱書。○受業陸敬儀謹按。漢註後附有陶云。是射干苗六字。與前牡丹條下。附唐本註十五字。同爲校刊者。附識之語。其非古本舊有。至爲明顯。文政世兄。力主刪除。信然。

大黃 通利水穀下。孫本註。御覽有道字。○唐本無。○受業王允和謹按。查巴豆甘遂。利水穀下。並有道字。疑御覽道字。爲古本逸文。

葶藶 逐邪通利水道孫本。無此六字。○唐本。此六字。朱書。唐本。有一名大適。四字。朱書。

桔梗 二月八月采根。○唐本。作二月採根。

皁莢 孫本顧本。並作草蒿。○唐本。草蒿二字。朱書。惡創下。孫本顧本。並有殺蟲二字。○唐本。殺蟲二字。朱書。唐本。有一名青蒿。一名方潰。八字朱書。

旋復花 唐本。有一名金佛草。一名盛椹。九字朱書。

藜蘆 疥瘙顧本作疥瘙。○唐本。疥瘙二字。朱書。唐本。有一名蔥苒。四字。朱書。

射干 唐本。有一名烏扇。四字。朱書。

蛇合 孫本註。原註云。是蛇含。○顧本註。唐本草註云。合字乃是含字。陶見誤本。宜改爲含。含銜義同。見古本草也。○唐本。作蛇全。朱書。並墨書註。合是含字。附圖作興州蛇含。並引唐本草註云。全字乃是含字。○受業闕仁溥謹按。合全均

神農本草 卷下 逸文 五十一 中國古醫學會

誤。當從唐本草。作蛇含二字爲宜。　疽孫本顧本。並作疽。○唐本。疽字。朱書。

常山孫本作恆山。並註舊作常山。御覽作恆山是。○唐本。常山二字。朱書。　草唐本。有一名互草四字。朱書。

甘遂　腹痛堅癥孫本顧本。並作腹滿癥堅。○查御覽九九三。腹滿作脹滿。○唐本。腹滿癥堅四字。朱書。

白斂唐本。有一名菟核。一名白草。八字。朱書。

青箱子孫本顧本。並作青葙子。○唐本。青葙子三字。朱書。　殺三蟲下。孫本顧本。並有子名草決明。

療脣口青。一名草蒿。一名萋蒿。十七字。○唐本。此十七字。朱書。

藋菌　長蟲唐本。作長患。朱書。　唐本。有一名藋蘆四字。朱書。○三男文歟。謹按。藋蘆。原註音完。

白芨唐本。有一名連及草五字。朱書。

大戟孫本顧本唐本。並作大戟。　腹滿孫本。作腫滿。○唐本。腫滿二字。朱書。

澤漆御覽九九二。曰大戟苗。○唐本。作大戟苗也。墨書。

茵芋　如瘧狀唐本。如字墨書。

貫衆　一名扁府御覽九百九十、作一名扁符。○唐本。作一名扁苻。朱書。　唐本。有一名貫節。一名貫

渠、一名百頭。一名虎卷。十六字。朱書。

牙子　味苦寒唐本。作味苦酸寒。四字。朱書。

羊躑躅 孫本。作羊蹢躅。○唐本。羊躑躅三字。朱書。

商陸 一名葛根 唐本。作蒻根。朱書。一名夜呼 唐本。有一名夜呼四字。朱書。

羊蹄 唐本有一名東方宿。一名連蟲陸。十字朱書。

萹蓄 味苦平 孫本。作味辛平。○唐本。味苦平三字。朱書。

狼毒 蠱毒 唐本。作蠱毒。朱書。

白頭翁 味苦溫 下。唐本有無毒二字。朱書。○次男文政謹按。無毒二字。當爲墨書。非古本逸文。 狂易 查御覽九百九十。作狂易。○唐本。狂易二字。朱書。○三男文歟謹按。易原註音羊。○受業朱佐才謹按。上品石下長卿下。狂易二字。唐本朱書。作注。易疑兩條必有一誤。唐本。有一名胡王使者六字。朱書。 療金創 闕本。

無療字。○唐本。作療金瘡三字。朱書。

鬼臼 味辛溫 下。唐本有微溫二字。朱書。○次男文政謹按。微溫二字。當爲墨書。 不詳 孫本闕本

唐本。並作不祥。唐本。有一名馬目毒公。一名九白。十字朱書。

羊桃 味苦寒 下。唐本有有毒二字。朱書。○次男文政謹按。有毒二字。當爲墨書。 惡瘍 唐本。作惡

瘡二字。朱書。唐本。有一名鬼桃四字。朱書。

連翹 唐本。有一名蘭華。一名折根。一名軹。一名三廉。十五字朱書。

䨼根 唐本。作䨼根。 味甘寒 孫本註。御覽作味苦平。○查御覽九九一。作味苦。生平澤。○唐本。作味甘寒平四字。朱書。墨書云。生嵩高平澤。二月八月采。○長男文敏謹按。味甘寒平之平字。當爲墨書。

蕳茹 孫本。作蕑茹。註。御覽作閭是。○唐本。蕳茹二字。朱書。 味辛寒 唐本。作味辛酸寒四字。朱書。

鹿藿 瘰癧 孫本顧本。並作瘰瘻。○孫註。御覽作瘰歷。○唐本。瘰瘻。朱書。

石長生 大熱 孫本。作火熱。○查與御覽同。○唐本。大熱二字。朱書。 辟鬼氣不詳 孫本顧本。並作辟鬼氣不祥。○孫註。御覽作辟惡氣不祥鬼毒。○唐本。辟鬼氣不祥五字。朱書。 唐本。有一名丹草四字。朱書。

夏枯草 味苦寒 孫本顧本。並作味苦辛寒。○唐本。味苦辛寒四字。朱書。○長男文敏謹按。味苦辛寒之辛字疑。墨書。 唐本。有一名夕句。一名乃東。八字。朱書。

女青 不詳 孫本顧本唐本。並作不祥。 雀瓢 孫本註。御覽作雀翾。○唐本。雀瓢二字。朱書。

巴豆 鬼毒蠱疰邪物 孫本註。御覽作鬼毒邪注。○唐本。鬼毒蠱疰邪物六字。朱書。 唐本。有一名巴椒四字。朱書。

皁莢 味辛溫 孫本顧本。並作味辛鹹溫。○唐本。味辛鹹溫四字。朱書。

柳華 膿血 孫本顧本。並有子汁療渴下。四字。○唐本。此四字。朱書。 唐本有一名柳絮四字。朱書。

郁李仁 仁 唐本。作人。 唐本。有一名爵李四字。朱書。

莽草 乳癰顧本。作乳腫。○唐本。乳癰二字。朱書。 疥瘙下。孫本註。御覽有疽創二字。○唐本無。
一名葞孫本。顧本。並無。○唐本。一名葞三字。墨書。

雷丸孫本註。御覽作雷公丸。○唐本。雷丸二字。朱書。 利丈夫女子孫本顧本。並作利丈夫。不利女子。○唐本。此七字。朱書。

石南 味辛平孫本。作味苦平。○唐本。味辛苦平四字朱書。○長男文敏謹按。苦字疑墨書。 蠱唐本。作蟲字。朱書。
唐本。有一名鬼目四字。朱書。

黃環唐本。有一名凌泉。一名大就。八字朱書。

藥實根唐本。有一名連木四字。朱書。

蔓椒 味苦溫孫本。作味苦。○唐本。味苦溫三字。朱書。 藤痛孫本顧本唐本。並作膝痛。 唐本。有一名豕椒四字。朱書。

芫花唐本。有一名去水四字。朱書。

豚卵 味甘溫孫本。作味苦溫。○唐本。味甘溫三字。朱書。 五癃下。孫本顧本。並有邪氣攣縮四字。○唐本。此四字。朱書。
唐本。有一名豚顛四字。朱書。

麋脂 寒風孫本。作風寒。○唐本。寒風二字。朱書。 唐本。有一名官脂四字。朱書。

鼺鼠 孫本。作鼺鼠。○唐本。鼺鼠二字。朱書。 令產易 孫本。作令人產易。○唐本。令產易三字。朱書。

六畜毛蹄甲 痙 孫本顧本。並作痓。○唐本。痓字朱書。 受業陳正平謹按。唐本。引陶弘景註云。六畜謂

馬牛羊狗豬雞也。騾驢亦其類。駱駝方家並少用。

馬刀 漏下赤白 御覽九九三。上有補中二字。下有留字。○唐本。無補中留三字。

蛇蛻 蠱 孫本顧本。並作蟲。○唐本。蠱字朱書。 唐本。有一名蛇符。一名龍子單衣。一名弓皮。十四字朱書。

白頸蚯蚓 孫本。無白頸二字。蚯作邱。○唐本。白頸蚯蚓四字。朱書。

蜈蚣 孫本。作吳蚣。○唐本。蜈蚣二字。朱書。

斑猫 孫本。作班苗。○唐本。斑猫二字。朱書。 癃 唐本。作癃朱書。 唐本。有一名龍尾四字。朱書。

石蠶 肉 孫本。作內。○唐本。肉字朱書。 利水道 下。孫本顧本。並有除熱二字。○唐本。除熱二字。朱書。

蜣螂 唐本有一名蛣蜣四字。朱書。

螻蛄 出肉中刺 哽噎 孫本註。御覽作刺在肉中。哽咽。○唐本。出肉中刺哽噎六字。朱書。

唐本。有一名螻蛄。一名天螻。一名螜。十一字朱書。

鼠婦 血瘕 孫本。作血瘕。○唐本。血瘕二字。朱書。 唐本。有一名負蟠。一名蛜蝛八字。朱書。

螢火 通神精 孫本。作通神。○唐本。通神精三字。朱書。 唐本。有一名夜光四字。朱書。

衣魚　不利孫本註。御覽作泄利。○查御覽九四六。作不利。○唐本。不利二字。朱書。　中風顧本註。御

覽九四六。作頭中風。○孫本註。御覽作頭風。○查御覽。孫本逸中字。○唐本。中風二字。朱書。　御覽白魚。一名衣魚。

○唐本。一名白魚四字。朱書。○受業鄭友艮謹按：白魚衣書中蟲也。爾雅曰蟫。音淫。廣雅曰蛃。音丙。

桃核仁　邪氣孫本。無氣字。○唐本。邪氣二字。朱書。　桃梟唐本。作桃梟。朱書。　桃毛

積聚孫本。作積寒。○唐本。積聚二字。朱書。

水斳　肥健孫本。無肥字。○唐本。肥健二字。朱書。　唐本。有一名水英四字。朱書。

復按右逸文一卷。據孫本顧本。尚有升麻粟米黍米水蛭蠐螬等五藥。查唐本或作朱書。或作墨書。要非茲古本之所原有。故不備錄。惟升麻御覽九百九十引有本草經曰四字。則神農舊經。固有此也。孫本又據吳普有神農甘三字。增入上品云。升麻味甘辛。唐本。作味甘苦平。　主解百毒。御覽作辟百毒。殺百精老物殃鬼。辟溫疾。御覽。作辟瘟疫。障邪御覽。作瘴邪。○唐本作瘴氣邪氣。　毒蠱。唐本。作蠱毒。　久服不夭。謹綜神農三品衆藥。重實用。不尚玄理。重效能。不務廣博。用無不宏。效無不特。不比附陰陽八卦。不糾纏六氣五

行無一溢言無一冗字。爲湯液學派格物致知之藥經。醫之始。始於藥。大哉神農。醫門元聖。復嘗議以元日爲元聖神農之祀日者以此。凡我湯液學子。共當禮拜。井研廖師季平日。陰陽五行古爲專家。乃治平學說。自難經糾纏五行。以政治法移之醫學。此爲大誤。按難經爲鍼灸家書。其尚五行。猶可說也。若湯液家。則斷斷乎不可撰用。茲讀神農古本草經。固無五行學說。卽伊尹湯液。仲景傷寒。杜度藥錄。亦並無隻字涉及。是可證古醫兩大學派。未能苟同焉。

吾師民叔先生。講學行道。一以古醫爲本。有朋自遠方來習者。日益衆。始知後世醫家。不分學派。用黃帝軒轅論。註炎帝神農經。方圓特異。不能苟同。此所以每況愈下。日趨末途。而有道之士。所由致力古醫也。今時醫家。知陋說之難通。乃舍已以耘人。效顰西法。亦步亦趨。反詆我神農本草爲幼稚。爲迷信。爲無特效藥。嗚呼。本草三品。果無特效乎哉。試觀經中具有治瘧明文者。凡二十餘品。而尤以習用之麻黃當歸常山豬苓龜甲巴豆。爲最著。按麻黃味苦溫。主瘧之當發表出汗者。當歸味甘溫。主瘧之當行血逐瘀者。常山味苦寒。主瘧之當吐痰結者。豬苓味甘平。主瘧之當利水道者。龜甲味鹹平。主瘧之當堅筋骨者。巴豆味辛溫。主瘧之當破堅積者。藥不固執。但求其宜。合宜者而用。卽有特效。此之謂湯液法也。今醫進求西法。公認金雞納霜。為治瘧疾定而不一之特效藥。服而愈則已。服而不愈。則束手技窮。吾師嘗斥其治百病而法無別。用一藥而賅諸治。斯為單方流亞。徒自暴其拙。至哉言也。苟欲一觀摩經方治病之法。請從茲神農本草始。上海真茹弟子孟金嵩友松校竟附識。

夫子仍尊經書院光緒乙酉刊王壬秋先生校神農本草。並增輯附餘逸文。合刊上中下三卷。衡曰神農古本草經。稿成。余承命覆校。輒瀕金山顧觀光輯本。陽湖孫星衍輯本。武昌柯逢時刊唐慎微纂經史證類大觀本草。旁參歙鮑崇城校太平御覽。黽勉攷覈。揆王本加圈別者。凡一百一十二種。其間上下文字。非關衍漏。即涉舛譌。似嘉佑本識。俟決疑焉。而四家品數。猶多互殊。若升麻粟米。唐本墨書。王本無。獨孫本據吳普增升麻入上品。粟米黍米入中品。唐本顧本退彼子。又據唐蘇恭退姑活。別羈。石下長卿。翹根。屈草。淮木。王本顧本存此七種。孫本存六種。少石下長卿。王本無蠮螉水蛭。而孫本顧本唐本並有之。顧本據李時珍本經目錄。以胡麻併青蘘。赤小豆併大豆。移王本上品入中品者。有石膽。白青。扁青。茈胡。芎藭。茜根。白菟藿。薇銜。蘗木。五加皮。木蘭。牛黃。丹雄雞。海蛤。文蛤。蠡魚。營實。雁肪。鯉魚膽。等十九種。入下品者。有石下長卿。姑活。屈草。瓜蒂。等四種。移中品入下品者。有孔公孽。殷孽。鐵精。鐵落。鐵。別羈。淮木。松蘿。鷰矢。伏翼。天鼠矢。蝟皮。蠮螉。蠐螬。蛞蝓。木蝱。蜚蝱。蜚蠊。䗪蟲。大豆黃卷。等二十一種。移下品入中品者。有翹根。豚卵。麋脂。彼子。桃核仁。杏核仁。水靳。髮髲。等八種。三品之數。合乎本說。孫本得上品一四一種。中品一一三種。下品一零二種。未詳一種。蓋以王本以六芝。粉錫錫鏡鼻。戎鹽。大鹽。鹵鹹。鐵精。鐵落。鐵。赤小豆。大豆。葱實。薤。當十八種者。併作六種。又移青蘘。假蘇。芫華。入草。橘柚

神農本草　卷下　逸文　五十五　中國古醫學會

入木。伏翼入禽。與舊不合。又以王本中品草部別羈。木部維木。並入上品草部。下品草部翹根。入中品草部。爲其差別至若彼子。王本列下品蟲魚。顧本列中品木部。孫本未詳。與嚮蟾。水蛭。升麻。粟米。黍米。及唐本退七種。以木繫四家品數之異。然條目前後分合。文字增損出入。當各自有據。則皂白誰屬。折衷固無由矣。故夫子悉仍其舊。逸文守闕。存古人大體以備窮經之士共悟之。受業鎮海張亦相稼新謹識。

我國醫藥。每下愈況。傳至今日。而醫者更舍本逐末。立異炫新。竊西醫皮毛。樹改良標幟。學者復震其奇而慕其易。盲從附和。出主入奴。風氣所趨。而醫不能愈病。藥不能盡用。中醫之精義。幾蕩然無存矣。吾師劉民叔先生有鑒於此。以爲欲矯彼歧趨。匡此正軌。非提倡古醫不可。於是既創中國古醫學會於前。復刊古醫湯液叢書於後。此神農古本草。即其叢書之冠也。書既成。吾師屬加圖別。全書共三卷。上卷爲本說。中卷之分三篇。爲神農本草原文。下卷爲逸文。余所圖者。乃上下二卷。中卷則仍舊。以其原有圖別故耳。惟其圖非句讀之圖。或爲前賢記疑誌異之用。讀者善自玩之可也。嗚呼。神農本草失其真本也久矣。今吾師所訂原文之外。更附逸文。考異精徵。引證詳實。雖非真本。要亦不遠矣。以之爲天下後世法。可覆卜焉。圖校既竣。爰不揣譾陋。附識數言於卷末。以作書後。中華民國三十一年元月十五日受業鎮江楊晨柏茂如敬識於歇浦旅次。

右神農本草卷下逸文考異終

峨嵋 鄞縣 弟子 賈尚齡松浦 陳本榮品福 校栞

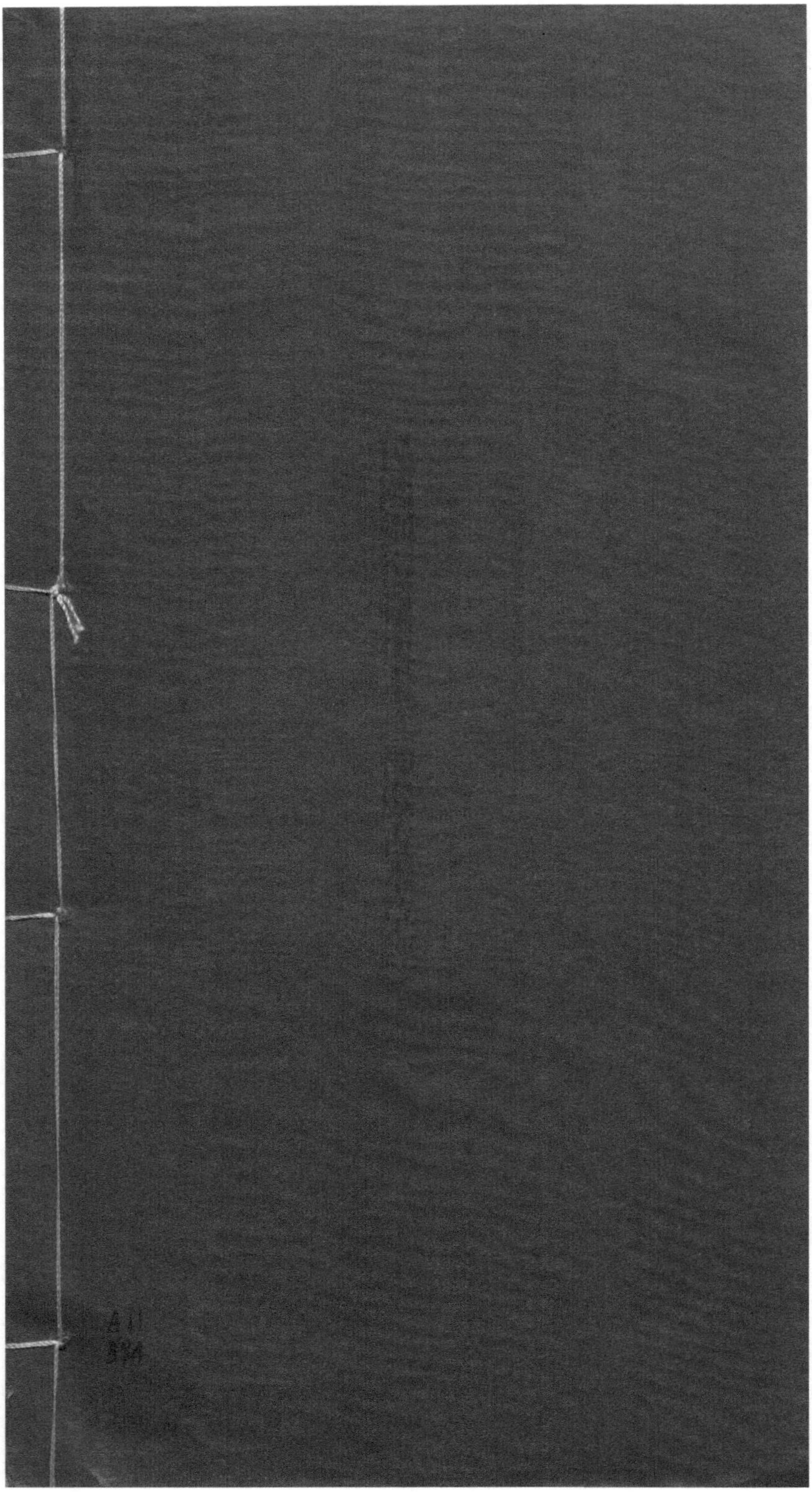